Masquelet

膜诱导技术

Induced Membrane Technique

Masquelet

膜诱导技术

Induced Membrane Technique

原　著　Alain C. Masquelet

主　审　谢　肇

主　译　朱跃良　石　健

副主译　吴永伟　赵良瑜

译　者　朱晗晓　周　强　康永强

　　　　付　强　宋慕国

法语审校　赵　晶

北京大学医学出版社

Masquelet Moyoudao Jishu

图书在版编目（CIP）数据

　　Masquelet 膜诱导技术 /（法）阿兰·C·马斯克莱
(Alain C Masquelet) 等原著；朱跃良，石健主译 .
－北京：北京大学医学出版社，2024.4
　　书名原文：Technique de la membrane induite
　　ISBN 978-7-5659-3104-8

　　Ⅰ.① M…　Ⅱ.①阿…②朱…③石…　Ⅲ.①骨损伤
—研究　Ⅳ.① R68

　　中国国家版本馆 CIP 数据核字 (2024) 第 047147 号

北京市版权局著作权合同登记号：图字：01-2022-2091

Originally published in French by Edition Sauramps Medical, Montepellier, France
Under the title: Technique de la membrane induite by Alain Charles Masquelet 2020
(ISBN: 9791030302745)

Simplified Chinese translation copyright © 2024 by Peking University Medical Press.
中文简体版 © 北京大学医学出版社，2024

Masquelet 膜诱导技术

主　　译：朱跃良　石　健
出版发行：北京大学医学出版社
地　　址：（100191）北京市海淀区学院路 38 号　北京大学医学部院内
电　　话：发行部 010-82802230；图书邮购 010-82802495
网　　址：http：//www.pumpress.com.cn
E － mail：booksale@bjmu.edu.cn
印　　刷：北京信彩瑞禾印刷厂
经　　销：新华书店
责任编辑：冯智勇　　责任校对：靳新强　　责任印制：李　啸
开　　本：787 mm × 1092 mm　1/16　印张：9.75　字数：243 千字
版　　次：2024 年 4 月第 1 版　2024 年 4 月第 1 次印刷
书　　号：ISBN 978-7-5659-3104-8
定　　价：160.00 元
版权所有，违者必究
（凡属质量问题请与本社发行部联系退换）

译者名单

主　审　谢　肇（陆军军医大学西南医院）

主　译　朱跃良（浙江大学医学院附属第二医院）

　　　　石　健（中国人民解放军联勤保障部队第九二〇医院）

副主译　吴永伟（无锡市第九人民医院）

　　　　赵良瑜（海军军医大学第二附属医院/上海长征医院）

译　者

　　　　朱晗晓（浙江大学医学院附属第二医院）

　　　　周　强（浙江大学医学院附属第二医院）

　　　　宋慕国（中国人民解放军联勤保障部队第九二〇医院）

　　　　康永强（无锡市第九人民医院）

　　　　付　强（海军军医大学第二附属医院/上海长征医院）

法语审校

　　　　赵　晶（杭州师范大学外国语学院）

原著者名单

Antoine Adam
骨科和创伤外科、整形外科、美容和重建外科、手外科
让 - 蒙若兹医院（CHU Jean Minjoz），贝桑松市（Besançon）

Frédéric Auber
纳米医学、影像、治疗实验室 EA 4662
勃艮第弗朗什 - 孔岱大学（Université Bourgogne Franche-Comté），贝桑松市（Besançon）
小儿骨科
让 - 蒙若兹医院（CHU Jean Minjoz），贝桑松市（Besançon）

Benoit de Billy
纳米医学、影像、治疗实验室 EA 4662
勃艮第弗朗什 - 孔岱大学（Université Bourgogne Franche-Comté），贝桑松市（Besançon）
小儿骨科
让 - 蒙若兹医院（CHU Jean Minjoz），贝桑松市（Besançon）

Michaël Bourgeois
骨科和创伤外科、整形外科、美容和重建外科、手外科
让 - 蒙若兹医院（CHU Jean Minjoz），贝桑松市（Besançon）

Jean-Marc Collombet
陆军生物医学研究所（IRBA），奥尔日河畔布雷蒂尼镇（Brétigny sur Orge）

Marjorie Durand
陆军生物医学研究所（IRBA），奥尔日河畔布雷蒂尼镇（Brétigny sur Orge）

Florelle Gindraux
纳米医学、影像、治疗实验室 EA 4662
勃艮第弗朗什 - 孔岱大学（Université Bourgogne Franche-Comté），贝桑松市（Besançon）
骨科和创伤外科、整形外科、美容和重建外科、手外科
让 - 蒙若兹医院（CHU Jean Minjoz），贝桑松市（Besançon）

Grégoire lec lerc

骨科和创伤外科、整形外科、美容和重建外科、手外科

让 - 蒙若兹医院（CHU Jean Minjoz），贝桑松市（Besançon）

François Loisel

纳米医学、影像、治疗实验室 EA 4662

勃艮第弗朗什 - 孔岱大学（Université Bourgogne Franche-Comté），贝桑松市（Besançon）

骨科和创伤外科、整形外科、美容和重建外科、手外科

让 - 蒙若兹医院（CHU Jean Minjoz），贝桑松市（Besançon）

Gauthier Menu

骨科和创伤外科、整形外科、美容和重建外科、手外科

让 - 蒙若兹医院（CHU Jean Minjoz），贝桑松市（Besançon）

Alain-Charles Masquelet

骨科和创伤科

巴黎公共医疗救助机构（AP-HP）圣安东尼医院（Hôpital Saint Antoine）

巴黎索邦大学（Sorbonne Université），巴黎（Paris）

Laurent Mathieu

骨科和创伤科

克拉马部队医院（HIA Percy），克拉马（Clamart）

Laurent Obert

纳米医学、影像、治疗实验室 EA 4662

勃艮第弗朗什 - 孔岱大学（Université Bourgogne Franche-Comté），贝桑松市（Besançon）

骨科和创伤外科、整形外科、美容和重建外科、手外科

让 - 蒙若兹医院（CHU Jean Minjoz），贝桑松市（Besançon）

Isabelle Pluvy

纳米医学、影像、治疗实验室 EA 4662

勃艮第弗朗什 - 孔岱大学（Université Bourgogne Franche-Comté），贝桑松市（Besançon）

骨科和创伤外科、整形外科、美容和重建外科、手外科

让 - 蒙若兹医院（CHU Jean Minjoz），贝桑松市（Besançon）

Sylvain Rigal

骨科和创伤科

克拉马部队医院（HIA Percy），克拉马（Clamart）

Julie Ritter

骨科和创伤外科、整形外科、美容和重建外科、手外科

让 - 蒙若兹医院（CHU Jean Minjoz），贝桑松市（Besançon）

Pauline Sergent

骨科和创伤外科、整形外科、美容和重建外科、手外科

让 - 蒙若兹医院（CHU Jean Minjoz），贝桑松市（Besançon）

E-mail:

Marjorie Durand : durand.irba@orange.fr

Florelle Gindraux : fgindraux@chu-besancon.fr

Alain C Masquelet : acmasquelet@free.fr

Laurent Mathieu : laurent_tom2@yahoo.fr

Laurent Obert : lobert@chu-besançon.fr

Masquelet 序

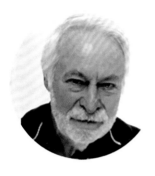

能够受邀为我主编的《膜诱导技术》中文版作序，我倍感荣幸。忆往昔，1982 年我在上海张涤生老师的科室进修。张老师当时是著名的整形重建外科泰斗。借此机会感谢中国同事们，他们给予我许多重建手术的指导。

我应用膜诱导技术已近 40 年。应用该技术重建骨缺损意味着要制订一个严苛的策略，包括：彻底清创消除感染，充分稳定肢体，必要的皮瓣修复软组织，最后用骨水泥 spacer 诱导膜内进行植骨。

显然，相比 Ilizarov 技术和游离带血管的骨移植，膜诱导技术是一种创新。但更为重要的是，它带来了一个真正的发现：spacer 诱导的膜通过分泌生长因子和间充质干细胞而具有生物学活性。在同事们的催促下，我尝试揭秘膜之关键。这里有两个重要概念：第一，活体组织对异物的反应。长期以来，异物反应被认为是一种无活性纤维的包裹。其实不然，活体组织受到刺激后的激惹是一种非常复杂的炎症反应，最终目标是让损伤组织"浴火重生"。第二，包裹。组织受刺激后生出的膜可保护膜内环境免受肌肉和其他组织的干扰。"包裹"并非新概念。例如，Hunter 在手外科中描述的两期肌腱移植技术：待包裹形成假滑膜鞘后，再行肌腱移植。或许这种"养成"包膜的理念还可提高神经移植的质量。膜诱导技术开辟了一片广阔的研究和临床应用天地。

长江后浪推前浪。现在需要年轻一代外科医生砥砺前行！

Alain C. Masquelet
（阿兰·夏尔·马斯克莱）
索邦大学医学院终身教授

Preface

First I am very honoured to be requested to give a short preface to this Chinese translation of my book *The Induced Membrane Technique*. I remember my training in Shanghai in year 1982 in the department of my master Prof. Ti Sheng Chang who was, at that time, one of the most famous leaders in plastic and reconstructive surgery. Surely I am indebted to my Chinese colleagues for a great part of my surgical training in reconstructive surgery.

I use the induced membrane technique since almost forty years. Applying this technique to reconstruct bone defects implies to define a rigorous strategy including the healing of infection by radical debridement, the adequate stabilization of the limb, possibly the soft tissues repair by flaps and, finally, the bone graft inside the membrane induced by the cement spacer.

Obviously the induced membrane technique can be considered as an invention, compared to Ilizarov's method and free revascularized bone transfers. But more importantly, this invention lead to a true discovery: the fact that the membrane induced by the spacer is biologically active by secreting growth factors and mesenchymal stem cells. I was encouraged to precise the key-points of the membrane by defining two general concepts: the first one is the irritability of living tissues. Indeed a foreign body reaction has been considered for a long time as a lifeless fibrous wrapping. In fact irritation of a living tissue activates a very complex inflammatory response whose final goal is a regeneration of the injured tissues. The second concept is the envelope. The membrane induced by the irritation of the tissues has a protective role against the general environment as muscles and other tissues. The concept of envelope is not new. For instance, the two stages technique of tendon grafting, described by Hunter in hand surgery, is sustained by the need to restore a pseudo-synovial sheath for the tendon graft. We may apply this concept of nourishing envelope to improve the quality of nerve grafts. The induced membrane technique has opened an immense field of researches and clinical applications.

It is now the role of young generations of surgeons to undertake multiple studies.

Alain C. Masquelet
Emeritus Professor of Medicine-Sorbonne-University, Paris

谢肇序

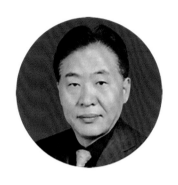

　　膜诱导技术的产生是骨缺损领域相关技术发展的结果，而发现、命名、深入研究、规范应用则是 Masquelet 先生的巨大历史贡献——这一技术的广泛应用对骨缺损难题的解决具有重大推动作用。

　　在这本法语专著中，Masquelet 先生对既往应用经验、教训、研究成果进行了系统的归纳总结，并为未来发展指明了方向。

　　将这一法语专著译为中文，对我国骨缺损修复工作来说意义重大。本书的翻译者皆为本领域的翘楚，他们从事本书的翻译工作纯粹出于情怀与担当。在这一过程中，他们牺牲陪伴家人的宝贵业余时间、克服语言难题、揣摩专业术语的真实含义及通俗易懂、言简意赅的中文表达方式，最终高质量地完成了这一极有意义的工作。相信本译著的出版，必将极大地推动我国骨缺损整体救治水平的提高。

谢　肇

陆军军医大学西南医院

译者前言

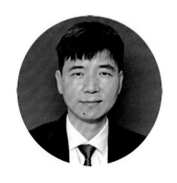

膜诱导，易乎？

一切手术因细节而有高下、成败之分。

溯源细节，实为理念。

理念又从实践和成败中凝练而出。

癸卯年春节，在法语老师的帮助下，我们依然在逐句、逐词、逐字地审校和推敲。

粗译都对。细辨之下，截然不同。于刹那间，领悟到原著的经验和智慧。共相嗟讶。

微细处，可意会可言传，但在八股论文中不便表达——这正是本书的意义。

万物有灵，恒于膜内。

从细胞组织器官，到动物植物大地，乃至地球星系宇宙，何者无膜？

一膜一乾坤，我们依然在探索的路上。

唯有学细学真、清冷创新，才能帮到患者。

朱跃良

浙江大学医学院附属第二医院

译者前言

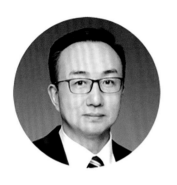

记得刚拿到这本书准备翻译的时候，内心是忐忑的。这是一本骨缺损专业著作，要有丰富的骨科知识和膜诱导技术应用经验，才能读懂书中一些似乎漫不经心、实则饱含经验的文字。这还是一本法语专著，对于法文，我们知之甚少。所幸办法总比困难多，多位国内骨科创伤、重建领域的大咖欣然加盟，法语老师迅速就位，无疑将忐忑平复了许多。

进入翻译阶段，刚拿到初稿，仅存的那点忐忑也烟消云散了。透过尚不太通顺的文字，我们感受到了这本书的价值。虽然字数不多，但每个字、每句话、每幅图都能看到作者深厚的临床经验和理论基础。许多内容来源于文献，又超越了文献，加入了坦诚，加入了巧思。参考文献也多是以往经典或是近年前沿，许多中国学者优秀的研究成果也被采纳。这种学术上的开放与诚恳让人信服。细读此书，无疑会让读者有机会真正近距离窥得这项技术的"全豹"。这正是我们翻译此书的初衷。

近年来，膜诱导技术在国内已呈燎原之势，发展迅猛。这一技术传至国内不过区区十余载。虽然国内最早有"膜诱导技术"字样的文献见于1999年，然而彼"膜诱导"非此"膜诱导"。2013年第一篇关于这项技术的综述方才发表，此后在谢肇教授等专家的推动下，分期、诱导成膜、膜内成骨的概念逐步为更多的骨科医师所接受，并且颇有后来居上之势。然而盛名之下必有隐忧，许多并发症、不良后果亦频频出现，令部分医者心生疑窦，退却观望。细究其因，理论匮乏、听信缪言、盲目冒进恐为首患。

如何能去其伪、正其意、谋其利？为此，翻译团队的每一位专家都表现出极高的专业素养和一丝不苟的钻研精神。无数次线上会议让沟通无碍。我们逐字逐句校对，查找文献原文佐证，常常为了一句话、一个词花上很长时间讨论，力求使翻译达到"信、达、雅"。2023年春节，两位主译与法语审校赵晶老师终于有机会在线下相聚，在昆明翠湖边上进行最后的冲刺，顺利完成了全书的定稿。经历全程，我感慨于译稿修订过程如同璞玉雕琢，在字里行间逐步展现出中文之美，心中竟莫名生出几分感动。

我们很幸运拥有了这次接近经典的机会。就像 Masquelet 教授在本书序章中所云：不是我找到了它，而是它找到了我。但我们无意铸就永恒。客观地说，这本书对膜诱导技术的阐述，仅是现有研究成果与经验的整理，并非膜诱导技术的全部真相。所谓路漫漫其修远兮，吾将上下而求索。我们相信此书之后，在国内各位同道的努力下，膜诱导技术的全貌最终会逐步揭开，仅愿此书能成为这条路上的一块垫脚石！

虽我们竭尽全力，怎奈学识所限，不足之处在所难免，还请各位同道多多海涵、指正！

石　健

中国人民解放军联勤保障部队第九二〇医院

译者前言

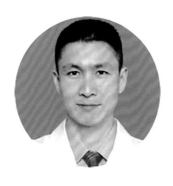

　　骨感染、骨缺损是骨创伤病患治疗中最棘手的一类问题。漫长的治疗周期、反复多次手术，往往给患者带来长时间的等待与焦虑，甚至痛苦与失望。在众多治疗方式中，膜诱导技术简单有效，但如果细节处理不到位，往往会走入"陷阱"。作为该技术原创者，Masquelet 先生在其所著法文原版书籍中，详尽阐述了该技术的由来、实施方法以及卓有成效的治疗实践。得益于在无锡市第九人民医院多年所受到的训练及长期的临床实践经历，我在翻译过程中不断学习，逐句推敲，将自身的积累同原作者的智慧相互求证，并表述于文字分享给国内同道。深切希望本书读者能"纸上得来终觉浅，绝知此事要躬行"，将此付诸实践，裨益广大患者。

吴永伟
无锡市第九人民医院

译者前言

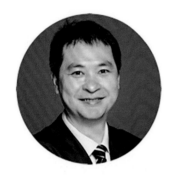

总有一些人知难而进！

在翻译过程中，我被原著者丰富的临床实践和基础知识所感动，更被他们孜孜不倦的钻研精神所鼓舞。

20世纪后期，我刚参加工作时对骨缺损治疗办法知之甚少。一边是患者期盼的目光，一边是目睹患者功能的丧失、多次手术的痛苦——医生、患者及其家人常陷入难过和失望之中，以至于很多骨科医师都避开这类病例——受不了这种失败和困难的抉择！然而Masquelet先生及其同事们没有放弃，知难而上、艰辛探索，于黑暗中一点点地寻找光明，最终促成了这项伟大技术的创建。

他们，是值得赞颂的！他们，是我们学习的榜样！

从手术指征到每个环节的技术细节，本书仿佛手把手、面对面地讲授知识和技术。本书篇幅虽短，却是骨缺损重建领域的浓烈华章。

虽然原著是我们不熟悉的法语，但凭借我们对专业的理解和法语老师的帮助，我们读懂了，吃透了，审慎地传达了这本书的理念。

愿我们的努力为患者带来福音！

赵良瑜

海军军医大学第二附属医院 / 上海长征医院

译者前言

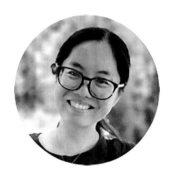

机缘巧合，又略通法语；忝列于此，幸甚至哉！

怎料一本骨科专著的翻译能如此精彩：技术过硬、史料丰富、文采斐然。每一字、词、句的背后都是反复的雕琢。让我在博士毕业后再次感受到这纯粹的思维之美！

外科如人生，失败乃成功之母。做医生、做学问、做好人需要的正是这种不屈不挠、百折不回的探究精神和钻研毅力。

感动于中国医生的精神。医者仁心——人世间最美的褒奖莫过于此。

赵 晶

杭州师范大学外国语学院

目 录

序　章

撤写本书的目的是为创伤骨科医生提供一个精准的膜诱导技术（induced membrane technique, IMT）使用指南。该技术旨在修复各种原因引起的骨质缺失，还可以促进没有骨缺损的骨不连愈合。膜诱导技术操作简单，易于实施，可以让专业的骨科医生即使在感染和复合组织缺损的困难状况下依然游刃有余。虽然简单，但仍需要认真对待每个病例，制订严谨的方案，步步为营，按策略实施。一定要遵守好一些基本的原则，否则难免失败；失败了又会错误地怀疑该技术的有效性。膜诱导技术目前已在全世界普及，仅 PubMed 就有 300 多篇相关的论文，其临床结果是可复制的，同时基础研究正逐步开展并已获得一些进展。

开篇简介三点：**技术理念、诱导膜的生物学基础和操作原则。**

1. 技术理念

常常有人问我是如何发现和完善膜诱导技术的。我现在回答：不是我找到了它，而是它找到了我（A quoi je réponds désormais que ce n'est pas moi qui l'ai trouvée, mais que c'est elle qui m'a trouvé.）。回想以往的工作，其实很多次修复手术中，这层膜就已经多次出现在我的面前，因此不能说是发明，而是发现。经反复思考，我在此简单地总结一下技术要点（事后整理，权当解释）。

正如巴斯德（Pasteur）所说：机遇只偏爱有准备的头脑。我一直对包扎伤口的技巧非常感兴趣，因为可促进组织再生。同时，我已经对应用不同的软组织修复方法来解决小腿开放性骨折的问题研究了多年。我一贯秉信：患者需要自治自救，即患者自身要为病变缺损提供修复组织。

在这一技术中我们采用了三种打破常规的做法：首先，是放置临时骨水泥 spacer 填充组织缺损后形成的腔隙，起初只是为在感染控制期间保留住骨重建的空间；其次，在缺损超过 5 cm 时，先将异物（骨水泥 spacer）放入曾经的感染组织中，然后二期用松质骨植骨填充；最后，出于美观和便于手术的原因，我们没有切除那些与骨水泥接触后形成的白色组织，尽管有人认为这些组织可能是移植骨再血管化重建的障碍。

根据实践经验，我最终提出了两个概念：

（1）组织刺激的概念[1]。组织刺激是机体对异物存在的一种反应方式，它并不是以一种没有生物学活性的纤维组织囊袋形式而存在，而是在为组织再生创造条件。与用刮匙搔刮伤口边缘软组织以促进伤口愈合相比，骨水泥 spacer 刺激周围组织形成反应膜没有本质的区别，只有程度上的差异。

（2）膜的概念。人体是一个巨大的"洋葱"，它的不同层由不同性质的包膜（骨膜、筋膜、神经外膜、外膜、皮肤等）所分隔；因此我们要多关注这些膜及其功能，而不是膜里包裹的内容物。歌德有句诗高度融合了全世界生命和物理的必要条件——"万物有灵，恒在膜内"（la vie ne peut se développer qu'à l'intérieur d'une enveloppe）[2]。

因此，产生了两个纲领性的概念：组织刺激和膜。

2. 诱导膜的生物学基础

诱导膜是一种保护性和营养性的外壳，也被称为新骨膜[3]。由膜组成的生物室可能有助于促进骨和其他组织再生。在 Pélissier 的开创性工作之后，又进行了许多相关的研究，大家一致认为膜具有 4 个特性[4]。

（1）屏障保护作用（保护性容器）：可以保护植入的松质骨，防止移植骨被周围组织吸收。传统观念认为骨断端之间的松质骨植骨长度不应超过 4 ~ 5 cm，否则会被吸收，而膜的外层纤维层对周围软组织的巨噬细胞有屏障作用。

（2）分泌成骨因子：对其时间分布方式仍然知之甚少。Pélissier 观察到诱导膜形成 4 周时血管内皮生长因子（vascular endothelial growth factor，VEGF）和骨形态发生蛋白 7（bone morphogenetic protein 7，BMP-7）分泌同时达到顶峰。但我们现在知道，二次移植的最佳时间尚未确定，因此这项观察的意义有待进一步考察。

（3）募集能力：募集能够分化为成骨细胞的成人间充质干细胞。

（4）血管趋向性：膜的腔内侧有丰富的血管，这些血管对填充材料的大孔结构具有趋向性，以血管芽的形式穿透到裂缝中。

其中要注意两点：

（1）基于组织刺激的概念，骨水泥诱导成膜时不需要其他辅助装置来维持严格的稳定性。事实证明，微动可以增强对组织的激惹。但植骨后应稳固固定骨端，防止任何微动，以避免不良的剪切应力对植骨材料新生血管芽的损伤。

（2）去除骨水泥 spacer 后的植骨可以看作放入新的异物，可重新激活生长因子的分泌和干细胞的募集。

除了这些生物学特性外，膜还具有力学特性，生物室能在预先形成的空间中容纳和塑造移植物。

3. 操作原则

膜诱导技术需要分两个步骤完成操作[5, 6]。第一步（T1 期）是在缺损部位放置骨水泥 spacer。第二步（T2 期）是取出 spacer，用自体松质骨为主的植骨材料来填充遗留下来的空间。T1 期到 T2 期的间隔时间多在 8 周以上。事实上，需结合其他治疗方法进行全盘规划，制订好策略。而感染和软组织缺损是两大挑战。

一般来说，膜诱导技术的实施需要先消除或控制骨和软组织的感染。有感染时，放置间隔物之前，必须进行一次广泛的清创，称为 T0 期，这不属于膜诱导技术范畴，而需个性化的治疗和考量。如果感染复发或加重，可重复 T0 期手术。植骨后感染复发（T2 期）导致的骨重建失败，不应被视为膜诱导技术的失败，而应被视为初始清创不足所致的并发症。在 T0 期和 T1 期之后，感染复发需再次手术取出 spacer，进行更广泛的骨和软组织清创，同时一定要切除膜，因为膜上不可避免地会有许多微小的脓肿。这是一个漫长、细致和出血很多的手术。应尽可能将 T0 期和 T1 期阶段分开，以避免这种情况的发生。

软组织缺损是另一挑战，特别是小腿和四肢的软组织缺损。通常需要皮瓣覆盖，须在 T1 期完成。

在接下来的章节中，将讨论标准技术和各种争议，包括适应证、感染的治疗、spacer 的放置和骨移植的方式、稳定方式和两期之间的时间间隔等核心问题。然后我们以两个章节讨论：手术策略的制订以及如何在不利条件下应用该技术。最后，我们将对一些失败的病例进行分析，并对诱导膜的作用机制和基础研究的前景进行广泛和积极的讨论。

我要特别感谢所有为这本书作出贡献的作者，他们在膜诱导技术应用领域有着丰富的经验，理念清晰、坚定不移，这是他们的优势。

我即将退休，接力棒还要传下去。我感到无比自豪——因为我成功地组建了一支如此有才华的团队。他们将继续探索骨重建的奥秘，而且我确信，他们必将青出于蓝而胜于蓝。

（Alain C. Masquelet 著　朱跃良 译）

参考文献

[1] Wang X, Wei F, Luo F, Huang K, Xie Z. Induction of granulation tissue for the secretion of growth factors and the promotion of bone defect repair. *J Orthop Surg*. 2015 17; 10: 147.

[2] Goethe JW. *La métamorphose des plantes*. Triades, 1992.

[3] Cuthbert RJ, Churchman SM, Tan HB, McGonagle D, Jones E, Giannoudis PV. Induced periosteum a complex cellular scaffold for the treatment of large bone defects. *Bone*. 2013; 57(2): 484-492.

[4] Pelissier PH, Masquelet AC, Bareille R. Induced membranes secrete growth factors including vascular and osteoinductive factors and could stimulate bone regeneration. *J Orthop Res* 2004; 22: 73-79.

[5] Masquelet AC, Begue T. The concept of induced membrane for reconstruction of long bone defects. Orthop *Clin North Am*. 2010; 41: 27-37.

[6] Masquelet A, Kanakaris NK, Obert L, Stafford P, Giannoudis PV. Bone repair using the Masquelet technique. *J Bone Joint Surg Am* 2019; 101: 1024-1036.

第1章
标准技术及衍生

1. "标准" 技术

我们以无感染条件下骨干节段性骨缺损重建为例阐述标准流程。暂不讨论感染清创（T0期）和软组织修复的问题；骨的固定方式也会在后面章节讨论。

如前所述，该技术包括两个阶段：T1 期和 T2 期[1,2]。

1.1 T1 期

T1 期的操作就是放置骨水泥以填充骨缺损。先用刮匙和注射器再通两端髓腔，髓内标本的细菌学检查是必不可少的，骨端的修整通过骨刀和骨凿来完成。不能使用电锯，因为这会灼伤骨质。在此期间，助手进行骨水泥的准备。我们选择一种不含抗生素、含硫酸钡作为造影剂的骨水泥。与一些组织耐受性好的新型骨水泥产品相比，这种（旧的）骨水泥对组织刺激性更强。

在使用骨水泥之前，必须先完成一项预防措施：应将缺损部位的远、近端放置在操作台的中部，使骨缺损部位悬空，这时后方的软组织在重力作用下下垂，从而不占据骨缺损的空间，后方的深层软组织就不会挤压骨水泥向前方溢出，导致后侧骨水泥量减少——这个问题即使加强固定也无法解决。骨水泥准备好后，要在面团期使用，这样就不会粘在手上了。

有没有必要采取一些保护措施避免深层软组织接触到骨水泥？

我们认为没有必要，因为需要组织刺激，这种刺激可能就是源自聚甲基丙烯酸甲酯（polymethyl methacrylate，PMMA）聚合产生的热量。无论什么情况，我们都没有进行防护，但会用生理盐水冲淋升温的骨水泥。

骨水泥放置至关重要。最重要的是在 T1 期手术结束时完成一个"占位"。

可以做一个小的骨水泥榫头插入髓腔，以增加"支架"的稳定性。最重要的是，骨水泥必须在两侧骨断端薄薄地覆盖上一层，以便将来膜可以包住骨缺损的两个断端。大致上"包裹"两端 2 ~ 3 cm 即可（图 1-1a）。骨水泥尚未凝固前，不要忘记检查皮肤边缘是否可以拉拢缝合，同时骨水泥不会被深层软组织挤出，有时为了缝合需要必须使骨水泥柱变细。然后浇水降温等待凝固。分 2 ~ 3 层缝合，肌肉 - 骨水泥接触处放置引流管。大腿的深筋膜可以缝合，小腿和前臂的筋膜不建议缝合。脂肪组织和浅筋膜层可以缝合，皮肤层最好用不可吸收线进行 Blair-Donatti 缝合法（译者注：即垂直褥式缝合法）缝合。

在不影响创面封闭的情况下，要尽可能多地置入骨水泥。

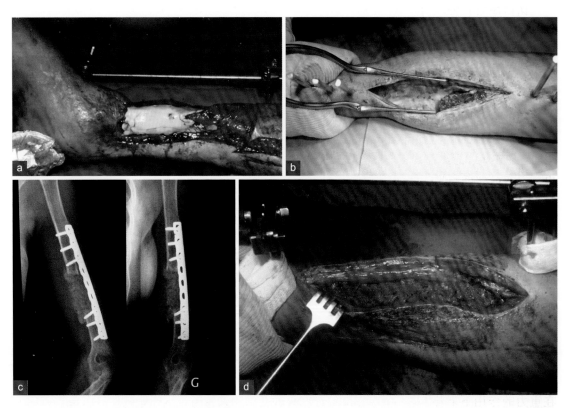

图 1-1　骨水泥、膜和植骨。（a）柱状 PMMA 骨水泥填充骨缺损。注意骨缺损近端已被骨水泥包裹。（b）我们去除了骨水泥。诱导膜表面呈现珍珠的光泽。骨端膜附着处的骨皮质去皮质化（凿开如同花瓣状），在碎片下植入松质骨。（c）在这张 X 线片上，可以看到骨端套管状的植骨。（d）用体积较小（1 ~ 2 mm³）的自体松质骨颗粒植骨填充膜腔

1.2 T2 期

T1 期和 T2 期之间的时间间隔是必不可少的。这既是机体愈合的需要（软组织需要完全愈合、部分肌肉恢复柔韧性、感染消除等），也是医疗资源分配的需要（团队、手术室、患者排队等）。这段时间至少需要 6 周以上。在应用皮瓣修复软组织缺损的情况下，这个时间会延长，因为软组织损伤需要时间修复，尤其是肌瓣，等待间期会更长一些。

T2 期是骨水泥取出和植骨的阶段。

切口应首选原入路，除非在 T1 期使用了肌瓣。后者切口必须顺肌瓣血管蒂长轴进入，否则血管蒂易被破坏，其远端方向上的皮肤容易坏死。肌瓣通常被一层薄薄的皮片覆盖，皮片的边界很容易辨认，其下方为肌瓣和周围肌之间的边界。在前臂、小腿的中下段，骨水泥几乎就在皮下。而肢体近端部分，不同于经典手术入路：大腿取股外侧肌入路，而上臂则需要注意保护桡神经——T1 期可经骨缺损行桡神经前内侧移位来减少损伤风险[3]。

用刀片切开膜，充分显露 spacer 两端。通常因为骨水泥两端包裹骨断端而被固定住了，spacer 是无法完整取出的。可以用锤子、骨凿锤击 spacer 中段，将骨水泥敲碎，然后分块取出。保留骨端诱导膜。膜中会有清亮液体流出，常规做细菌学检测。膜本身和骨断端同样需要进行取样，然后对其清创和重新固定。下一步必须用骨凿在骨缺损两断端进行去皮质化，把这些骨碎片撬起来，但仍然附着在膜上，以保留血供（图 1-1b）。将自体松质骨薄薄地包裹住两骨断端去皮质化部位，这是一个非常重要的技术细节，有助于避免交界处形成骨不连（图 1-1c）。然后在空腔内填塞植骨材料（这些自体松质骨植骨材料来源于髂后上棘或从股骨髓腔内获取）。取骨一般在处理骨缺损前完成。通常保留髂前上棘，以备今后所需。植骨的技术要点是把植骨条处理成 $1 \sim 2 \ mm^3$ 的碎条，松松植入，植骨条间隙宜松不宜紧。更多细节见相关章节。

用手指进行植骨操作，移植骨必须填充满整个腔隙，这样当患者站立时，移植骨就不会在重力的作用下下移（图 1-1d）。较大的骨缺损重建或关节融合术中，我们喜欢将一段无血管的腓骨植入，腓骨上打上多个小孔（直径 1.2 mm）。腓骨与膜接触后起到支撑作用，有助于骨缺损的稳定重建，特别是在股骨，可以增强股骨内侧的支撑力。我们发现这些骨段不会被吸收，而是可以整合到重建骨中（图 1-2a、b、c）。膜腔单独缝合通常只是一种愿望，很难实现。可以利用附着在膜外的软组织，全层缝合。膜外放置引流管。

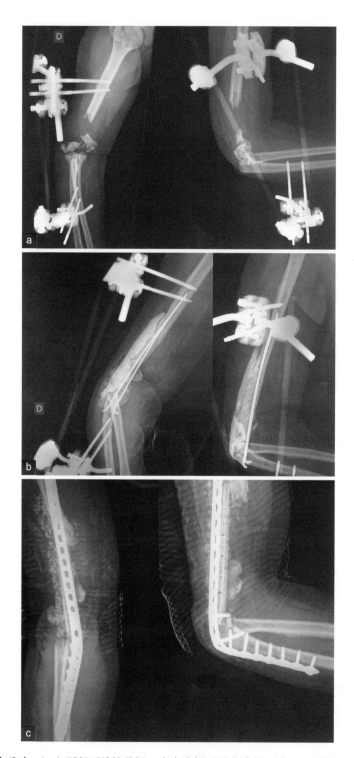

图 1-2　肘关节融合重建。（a）肘部开放性骨折，多次清创后形成肱骨远端 1/3 骨缺损。（b）骨水泥填充和固定。外固定将在 T2 期前 3 周移除，植骨的同时改用特殊的钢板进行内固定。（c）多孔腓骨段联合自体松质骨移植进行骨重建

1.3 骨水泥的形状改变

Spacer 的问题将在第 6 章讨论。简单来说，技术上整块的骨水泥似乎不适合干骺端骨缺损，此处常常用钢板螺钉固定。整块骨水泥置入一是操作困难，二是容易脆裂。正因为如此，我们在手术时做一些骨水泥球用来填充干骺端骨缺损。有一点很重要，塞入后要记住体内骨水泥球的数量（译者注：防止取出时遗漏）。此外，这些骨水泥球的直径必须足够大，方便后期取出（图 1-3a、b、c）。

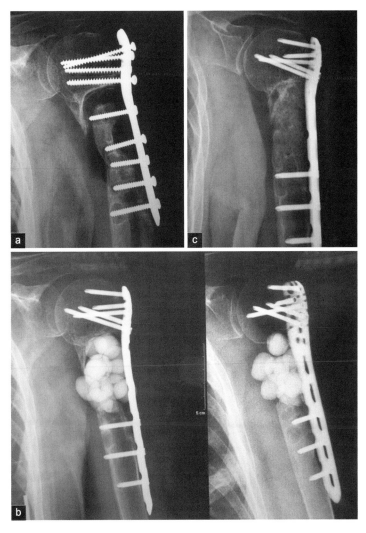

图 1-3　骨水泥球膜诱导技术。（a）肱骨近端无菌性骨不连、假关节形成。之前的植骨被吸收，内植物松动。（b）去除原内植物，对假关节部位进行刮除，用新的钢板进行重新固定，并用骨水泥球填充缺损。（c）T2 期植骨术后 6 个月的 X 线片结果

1.4 稳定的问题（见第 3 章）

对于骨断端固定方式的选择以及术后与关节有关的护理问题，至今仍然存在较大争议，还未达成共识。

我们倾向于（尚无证据）整个 T1 期内的初始固定应该允许一些微动，以维持软组织和骨水泥之间的组织刺激效应。同样，必须尽快活动关节，以达到微动的目的。

同时，植骨后必须有一个非常稳定的固定（如有必要，加强初始固定），以规避微动对膜上血管和植骨重建的不利影响。在 T2 期术后 6 周内严格制动关节，也是这个目的。

固定的一般原则为：

所有类型的固定方式都可以使用，但根据缺损部位有细微差别：

- 骨干——锁定髓内钉，特别是股骨干
- 干骺端——钢板
- 胫骨——外固定，特别是在大段骨缺损（长度大于 20 cm）的情况下，即使是交锁髓内钉也很难维持患肢的轴线。

2. 衍生技术："叶鞘式"膜诱导技术[4]

该技术适用于无骨缺损的顽固性非感染性骨不连。根据定义，顽固性骨不连是指历经各种修复手段（包括植骨、更换固定方式、加压、钻孔和更换髓内钉、去皮质化、短缩等）而依然失败的骨不连。

这些都属于营养不良型骨不连，特别顽固难治。

治疗原则也是分两个阶段手术。对于之前已经有多次手术的病例，术前很难确定骨不连是否因潜在的感染所致。如果有感染存在，应通过骨段切除来完成 T0 期手术，使感染性骨不连变成非感染性骨不连，达到可以进行重建的"标准"。

下面我们就以一个顽固性骨不连病例为例进行阐述，至于是感染性骨不连还是非感染性骨不连，这要在手术后才能确定。

第一阶段 T1 期按照标准程序进行：取出现有固定材料（螺钉、钢板）、搔刮骨不连部位、再通髓腔、骨端新鲜化，重新放置固定物以加压固定骨端，尽量使用加压钢板。这些操作可能之前的手术也已做过，并且也在病灶周围进行过植骨，但都以失败告终了。为了确保稳定固定，在骨不连部位周围铺设"1/4 管型"骨水泥片，压配在骨骼上，骨水泥片的长度为骨直径的 4 ~ 5 倍，厚度不超过 2 mm。骨水泥片在发热到最高温度前取下，待完全固化后再重新放回原位（译者注：这很像植物的叶鞘）。这样可以放置 2~3 块骨水泥片，创建一个膜室，包绕骨周径至少一半以上（图 1-4）。这实际上是为"鞘管"中植骨准备了一个植骨床，以促进骨不连的愈合。

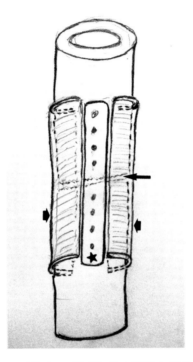

图 1-4　"叶鞘式"膜诱导技术原理。两块"1/4 管型"骨水泥片包绕骨干，其长度远远超过骨不连病灶。★：钢板；→：顽固性骨不连病灶处；短箭头：骨水泥片

　　第二阶段（T2 期）在 2 个月内完成。切开诱导膜后取出骨水泥。可看到骨水泥诱导的膜有两层：一层是骨水泥与软组织接触部分形成的外层膜；另一层是骨水泥在骨表面形成的较薄的反应膜。这层薄膜有助于我们用骨凿进行真正地去皮质化——那些凿下来的皮质骨小碎片依然附着于膜上。

　　然后用自体松质骨植骨填充在主要由骨水泥片外层刺激形成的骨水泥 - 软组织膜囊内。3 个月以内就会形成梭形的骨痂包绕骨干，固定骨断端，实现永久的稳定（图 1-5 a、b、c）。

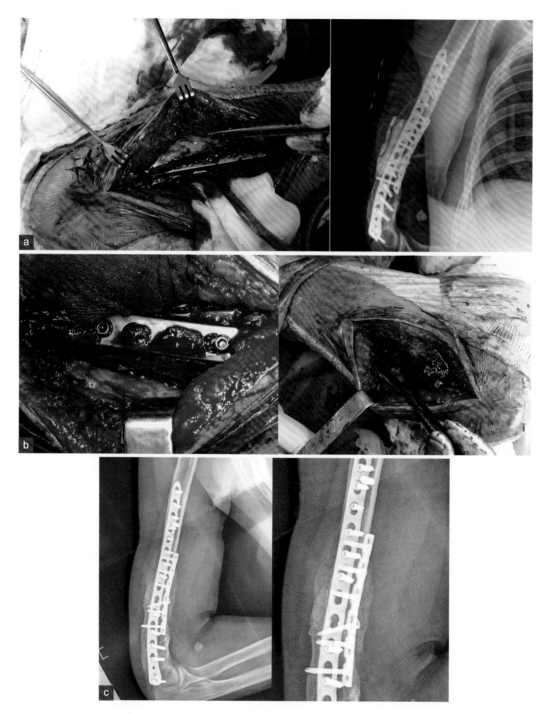

图 1-5 使用"叶鞘式"膜诱导技术治疗肱骨顽固性骨不连。(a) T1 期：桡神经前内侧移位，双钢板固定后，分别在后侧和内侧放置两块骨水泥片。(b) T2 期：去除骨水泥片，有一膜腔。去皮质化后两个骨水泥片隔开的膜腔行自体松质骨植骨。(c) 植骨后仅 2 个月即实现了"鞘内"骨愈合

3. 其他衍生技术

利用此技术的原理，我们还对一些初次植骨量不足的病例进行旨在加强及加固的骨重建。在 T1 期，紧贴拟进行骨加固的部位放置一块较厚的骨水泥片——在软组织中诱导成膜——二期（T2 期）对骨表面新鲜化处置后，植骨充填该膜腔。

骨缺损时，也可使用骨水泥片对骨水泥柱和骨端之间的连接处进行套管。这样骨水泥柱里面的骨水泥不会溢出，T2 期也更容易取出。

对于由钢板固定造成的骨折断端骨不连，也可以利用钢板与骨骼之间接触形成的膜。在无感染的情况下，只需要一步操作完成。切开下层膜直到骨面，膜剥向两侧，尽量剥离到有足够的空腔容纳松质骨植骨。这就是一次由内固定钢板诱导的膜内植骨（图 1-6a、b、c、d）。

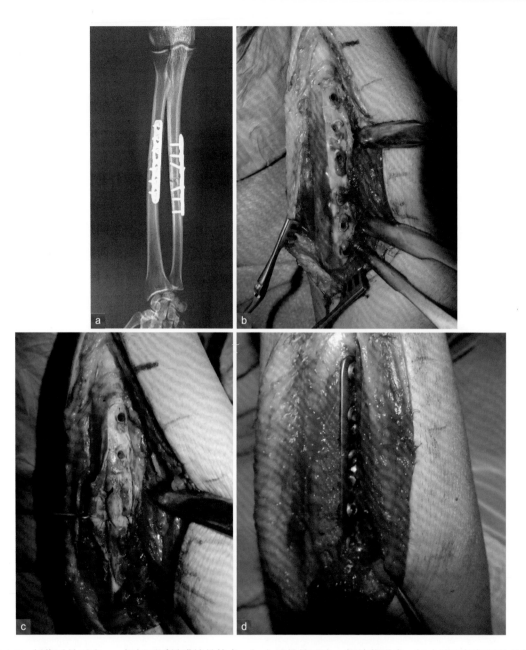

图 1-6 创伤后骨不连——钢板下诱导膜植骨技术。(a) 尺骨骨不连，假关节形成。(b) 取下钢板后的骨外观，可清楚地看到覆盖在骨面上的新膜。(c) 向两侧剥离膜，可见骨断端明显，无愈合迹象。(d) 膜囊充满自体松质骨，包绕成"鞘"

（Alain C. Masquelet 著　朱跃良 译）

参考文献

[1] Giannoudis PV, Faour O, Goff T, Kanakaris N, Dimitriou R. Masquelet technique for the treatment of bone defects: Tips-Tricks and future directions. *Injury* 2011 jun; 42(6): 591-598.

[2] Masquelet AC, Fitoussi F, Begue T, Muller GP. Reconstruction des os longs par membrane induite et autogreffe spongieuse. *Ann Chir Plast Esthet* 2000; 45: 346-353.

[3] Gaillard J, Masquelet AC, Boutroux P, Cambon-Binder A. Induced membrane treatment of refractory humeral non union with or without bone defect. *Orthop Traumatol Surg Res* 2020 May 20 :S1877-0568(20)30144-4. doi: 10.1016/j. otsr.2020.02.015.

[4] Masquelet AC, Gaillard J, Boutroux P, Beauthier-Landauer V, Cambon-Binder A. The wrapping induced membrane technique for treating recalcitrant non unions. *Ann Chir Plast Esthet* 2020 jul; 65(4): 320-325. doi: 10.1016/j.anplas. 2020.04; 004.

第2章
不同解剖部位的适应证

1. 引言

三个基本原则

Masquelet 技术或膜诱导技术简便而精巧[1,2]。即便是缺少经验的低年资医生也能用它解决复杂的问题，且规避了显微手术带来的诸多不确定性。使用该技术时，无论解剖部位和适应证是什么，都必须遵守以下三个基本原则：

（1）骨结构的坚强固定，这一点在第二阶段（T2 期）治疗时更加重要。

（2）骨水泥 spacer 要保持稳定，并包裹骨断端。

（3）必须有皮肤覆盖，以避免骨水泥植入区域的感染。

这些原则主要由手术医生负责和把控，但患者如果不配合或依从性较差，也会导致治疗失败。使用膜诱导技术并要避免失败的话，须严格把握这三项原则。在不同情况下，完全落实这些原则并非易事。

临床工作中可能面临各种疾病，比如急诊时的创伤性骨缺损、感染性骨不连、肿瘤、单骨肢体（译者注：比如上臂和大腿）与双骨肢体（译者注：比如前臂和小腿）等，每种情况都有其各自的特点和难点。

还有两个重要问题主要由手术医生把握，不受患者依从性影响，这就是 T2 期植骨的"最佳时机"和"植骨的种类"。这两个问题都会在相关章节专门进行讨论。

最后一个关键问题就是患者的依从性，没有患者积极的态度、对治疗的理解，以及对治疗措施的积极参与（避免负重、肢体功能锻炼、规律服用抗生素、定期复查等），该技术应用的失败风险将大大增加。

2. 适应证和技术特点

尽管文献最早报道该技术是用于治疗下肢感染性骨不连 [3-5]，但利用该技术的原则，不同的团队很快将其灵活地应用在日常的临床工作中（图 2-1 ～ 图 2-4 ）。

在急诊手术中使用该技术的文献报道较少 [6-8]，大部分文献发表在手外科期刊 [9-11]。

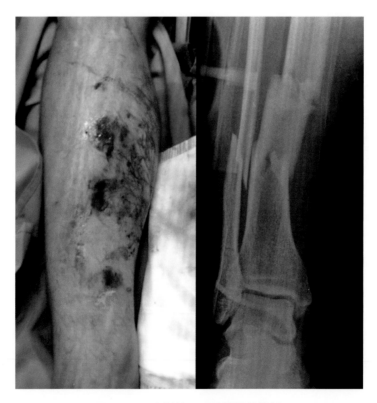

图 2-1　54 岁男性，开放性胫骨骨折

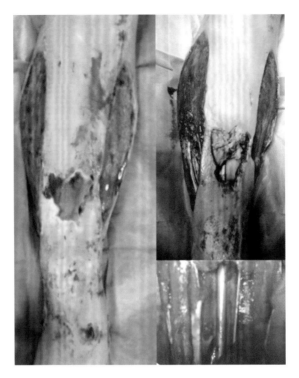

图 2-2　筋膜切开术后 3 天，清除坏死肌肉、皮肤和失活骨块，骨缺损 12 cm

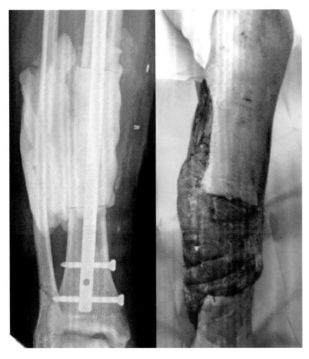

图 2-3　膜诱导技术 T1 期，使用背阔肌肌瓣覆盖创面。骨水泥需要包裹骨端并填充胫骨缺损及胫 - 腓骨之间的间隙

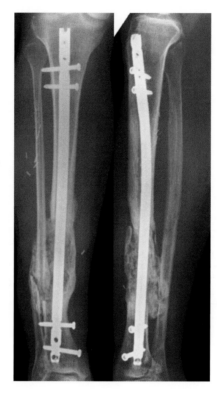

图 2-4　骨折后 18 个月，植骨术后 10 个月，骨折愈合

2.1 股骨

解剖学上股骨具有双平面生理曲度的特点，加上骨缺损又可能导致短缩，这都使得重建手术更加复杂。这也决定了股骨的固定方式应首选髓内钉固定（图 2-5 ~ 图 2-7）。

髓内钉可与钢板或内部支撑钛网等辅助固定方式联合应用，也可以不用联合[12, 13]；股骨外固定也是可行的，但会给患者的生活带来诸多不便，还会导致膝关节僵硬，并增加骨水泥感染的风险[14]。

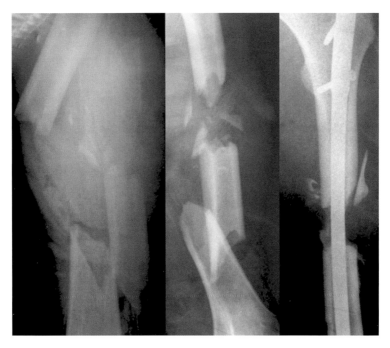

图 2-5　20 岁男性，股骨 Gustillo Ⅰ 型开放性骨折，中间碎骨片摘除后未填充，骨缺损达 8 cm。急诊髓内钉固定，肢体短缩 2 cm

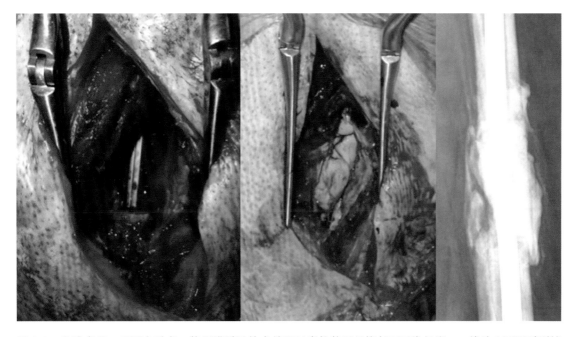

图 2-6　急诊术后 8 天再次手术，使用膜诱导技术并通过牵拉使股骨恢复至正常长度。X 线片上可以看到植入的骨水泥覆盖骨缺损的两个断端，这可以使诱导膜延伸，较好地黏附在骨水泥表面

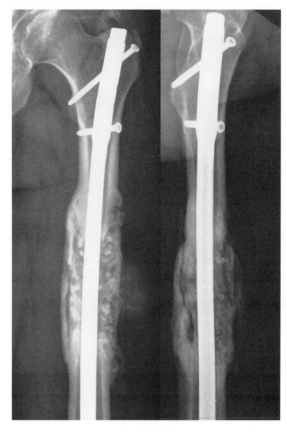

图 2-7　第二阶段手术在 4 个月后进行，用自体骨混合磷酸钙人工骨填充骨水泥取出后形成的腔隙。植骨术后 8 个月，可见骨缺损已愈合

2.2 胫骨

　　由于开放性骨折和感染性骨不连在胫骨处高发，因此胫骨一直是手术最多的骨骼[15]。外固定是最常用的固定方式；第二阶段可以进行一些改良，比如取腓骨放到膜腔内；或者进行胫 - 腓骨之间的植骨融合（详见第 3 章），当然这就必须要在第一阶段将骨水泥填塞在胫 - 腓骨之间。

2.3 足踝

　　足踝部位应用膜诱导技术的机会很少，感染、肿瘤、创伤导致的缺损不多见，相关文献很少 [2, 16, 17]（图 2-8 ~ 图 2-10）。应用过程中，需注意避免骨水泥高温灼伤皮肤。

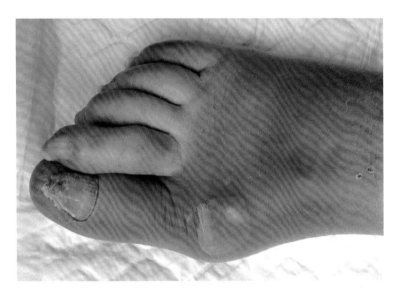

图 2-8　患者有基础疾病心内膜炎，发生了第一跖趾关节化脓性关节炎

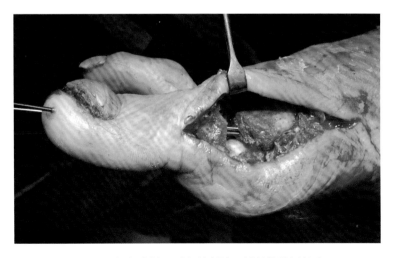

图 2-9　彻底清创，固定骨断端，尽量维持原长度

23

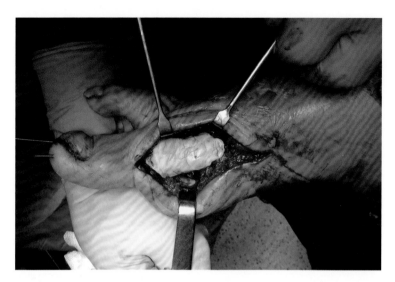

图 2-10　骨水泥覆盖骨缺损的两端，骨水泥体积过大可能会使皮肤闭合困难

2.4 锁骨

在锁骨很少使用膜诱导技术[18]；但是，对于反复植骨失败的感染性骨不连，该技术仍然是一个很好的选择；医源性血管、神经损伤是该部位的主要手术风险，因此建议术前通过 CT 血管造影进行合理规划。

2.5 肱骨

在肱骨应用膜诱导技术时[2]，须重点关注神经损伤的风险并控制旋转。可使用双钢板固定。在肱骨的近 2/3 部位，建议从前方入路；对于远端 1/3 部位，建议后方入路。前路手术时，有高达 50% 的桡神经麻痹风险，因此必须熟知桡神经的解剖并予以保护，绝大部分桡神经损伤最后都可以恢复。在肱骨远端后路手术时，建议常规进行尺神经的显露保护。

2.6 尺骨和桡骨

尺骨和桡骨出现创伤性骨缺损的发生率较低[19-21]；无论是 1 根还是 2 根骨受损时，长度是主要的问题。肿瘤是该部位使用膜诱导技术最常见的适应证。如在切口对侧植入过量的骨水泥，会增加神经损伤的风险（图 2-11 和图 2-12）。经典的尺骨入路为背侧入路，而桡骨多使用掌侧入路。钢板内固定是最常用的固定方式。

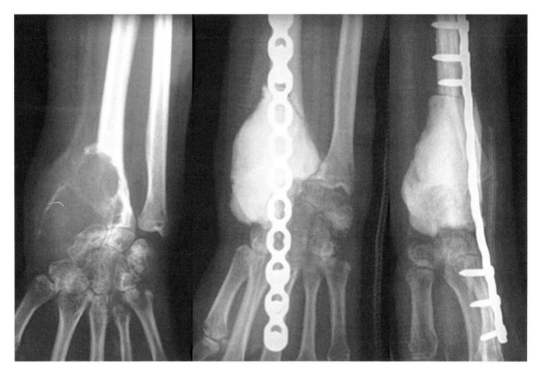

图 2-11　骨巨细胞瘤：患者不愿用同种异体移植物并且腕关节已经非常僵硬，因此采用膜诱导技术确定切除边缘。由于骨水泥过多术后出现了正中神经激惹症状，在 T2 期手术时进行了处置

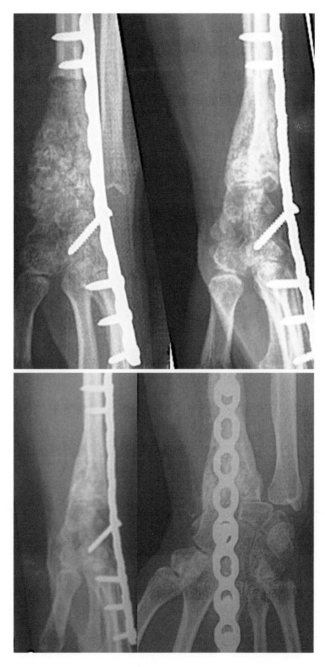

图 2-12　X 线片展示患者术后 8 个月和 14 个月骨愈合情况

2.7 手部

　　大量文献报道了应用膜诱导技术治疗手部的病例 [9, 11, 22]。技术细节改进后有助于减少骨水泥相关的并发症，例如模板技术 [23]（图 2-13 ~ 图 2-16 ）。膜诱导技术在手部应用的优点是：由于 T1 期的手术使骨断端间非常稳定，可以使手部损伤在短期内得到快速康复。

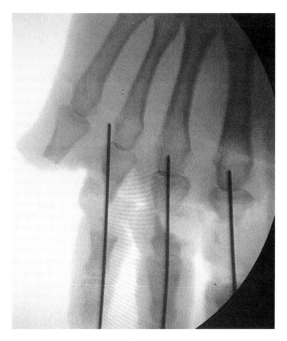

图 2-13　模板技术在填充骨水泥时提供保护壳的作用。骨缺损已经固定

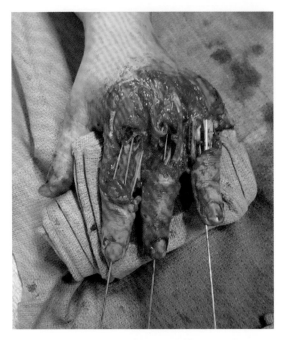

图 2-14　将纵行切割的注射器放置在缺损处

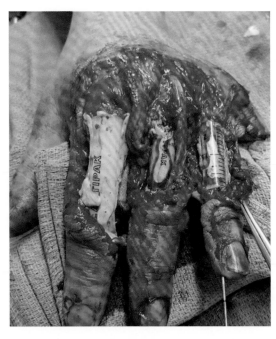

图 2-15　模板可以避免骨水泥高热引起的不良反应，骨水泥放置就更安全了

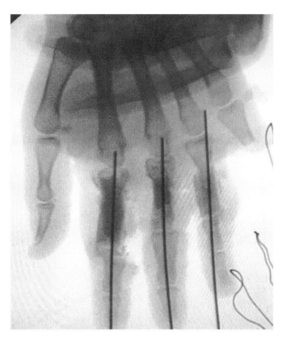

图 2-16　术中 X 线片显示骨水泥没有发生渗漏

3. 结论

　　根据不同解剖部位和骨缺损的特点，遵守膜诱导技术应用原则，可以实现骨缺损愈合和肢体功能恢复。不同骨段的主要特征和技术要点总结在表 2-1 中。

表 2-1　不同部位骨的差异性和技术细节

解剖部位	固定	技术细节
股骨 - 胫骨	坚强固定 髓内钉可在第二阶段植骨时减少 1/3 植骨量 膝关节周围可选钢板	避免短缩，避免旋转畸形（股骨） 谨慎使用双钢板（胫骨近端）：切口有坏死风险；防止膝关节僵硬（外固定）
肱骨 - 前臂	双钢板	控制旋转 软组织覆盖问题少
手	易于固定但往往不够坚强 T2 期肯定需要再调整	谨防骨水泥热损伤的危险 患者依从性差或骨水泥外露，有感染风险

（ L. Obert, M. Bourgeois, J. Ritter, G. Menu, A. Adam,
P. Sergent, G. Leclerc, F. Gindraux, I. Pluvy, F. Loisel 著　朱晗晓 译）

参考文献

[1] Masquelet A, Kanakaris NK, Obert L, Stafford P, Giannoudis PV. Bone Repair Using the Masquelet Technique. *J Bone Joint Surg Am.* 2019 Jun 5; 101(11): 1024-1036.

[2] Masquelet AC, Kishi T, Benko PE.Very long-term results of post-traumatic bone defect reconstruction by the induced membrane technique. *Orthop Traumatol Surg Res.* 2019 Feb; 105(1): 159-166.

[3] Masquelet AC, Fitoussi F, Begue T, Muller GP. Reconstruction of the long bones by the induced membrane and spongy autograft. *Ann Chir Plast Esthet.* 2000 Jun; 45(3): 346-353.

[4] Apard T, Bigorre N, Cronier P, Duteille F, Bizot P, Massin P. Two-stage reconstruction of post-traumatic segmental tibia bone loss with nailing. *Orthop Traumatol Surg Res.* 2010 Sep; 96(5): 549-553.

[5] Raven TF, Moghaddam A, Ermisch C, Westhauser F, Heller R, Bruckner T, Schmidmaier G. Use of Masquelet technique in treatment of septic and atrophic fracture nonunion. *Injury.* 2019 Aug; 50 Suppl 3: 40-54.

[6] Obert L, Loisel F, Cheval D, Moris V, Sergent P, Leclerc G, Pauchot J, Garbuio P. Application of the induced membrane in the acute setting of bone loss. Techniques in *Orthopaedics.* 2016 31(1): 23-28.

[7] Hatashita S, Kawakami R, Ejiri S, Sasaki N, Toshiki N, Ito M, Konno SI, Hakozaki M. Acute Masquelet techniqueí for reconstructing bone defects of an open lower limb fracture. *Eur J Trauma Emerg Surg.* 2020 Jan 2. doi: 10.1007/s00068-019-01291-2.

[8] Sivakumar R, Mohideen MG, Chidambaram M, Vinoth T, Singhi PK, Somashekar V. Management of Large Bone Defects in Diaphyseal Fractures by Induced Membrane Formation by Masqueletís Technique. *J Orthop Case Rep.* 2016 Jul-Aug; 6(3): 59-62.

[9] Flamans B, Pauchot J, Petite H, Blanchet N, Rochet S, Garbuio P, Tropet Y, Obert L. Use of the induced membrane technique for the treatment of bone defects in the hand or wrist, in emergency. *Chir Main,* 2010 Oct; 29(5): 307-314.

[10] Masquelet AC, Obert L. Induced membrane technique for bone defects in the hand and wrist. *Chir Main.* 2010 Dec; 29 Suppl 1: S221-224.

[11] Moris V, Loisel F, Cheval D, See LA, Tchurukdichian A, Pluvy I, Gindraux F, Pauchot J, Zwetyenga N, Obert L. Functional and radiographic evaluation of the treatment of traumatic bone loss of the hand using the Masquelet technique. *Hand Surg Rehabil.* 2016 Apr; 35(2): 114-121.

[12] Morwood MP, Streufert BD, Bauer A, Olinger C, Tobey D, Beebe M, Avilucea F, Buitrago AR, Collinge C, Sanders R, Mir H. Intramedullary Nails Yield Superior Results Compared With Plate Fixation When Using the Masquelet Technique in the Femur and Tibia. *J Orthop Trauma.* 2019 Nov; 33(11): 547-552.

[13] Gavaskar AS, Parthasarathy S, Balamurugan J, Raj RV, Chander VS, Ananthkrishnan LK. A load-sharing nail - cage construct may improve outcome after induced membrane technique for segmental tibial defects. *Injury.* 2020 Feb; 51(2): 510-515.

[14] Kombate NK, Walla A, Ayouba G, Bakriga BM, Dellanh YY, Abalo AG, Dossim AM. Reconstruction of traumatic bone loss using the induced membrane technique: preliminary results about 11 cases. *J Orthop.* 2017 Jul 13; 14(4): 489-494.

[15] Siboni R, Joseph E, Blasco L, Barbe C, Bajolet O, Diallo S, Ohl X. Management of septic non-union of the tibia by the induced membrane technique. What factors could improve results? *Orthop Traumatol Surg Res.* 2018 Oct; 104(6): 911-915.

[16] Oh Y, Yoshii T, Okawa A. Ankle arthrodesis using a modified Masquelet induced membrane technique for open ankle fracture with a substantial osteochondral defect: A case report of novel surgical technique. *Injury.* 2019 Nov; 50(11): 2128-2135.

[17] Abdulazim AN, Reitmaier M, Eckardt H, Osinga R, Saxer F. The Masquelet technique in traumatic loss of the talus after open lateral subtalar dislocation-A case report. *Int J Surg Case Rep.* 2019; 65: 4-9.

[18] Calori GM, Mazza EL, Colombo A, Mazzola S, Colombo M. Treatment of an atrophic clavicle non-union with the chamber induction technique: a case report. *Injury.* 2017 Oct; 48 Suppl 3: S71-S75.

[19] Zappaterra T, Ghislandi X, Adam A, Huard S, Gindraux F, Gallinet D, Lepage D, Garbuio P, Tropet Y, Obert L. Induced membrane technique for the reconstruction of bone defects in upper limb. A prospective single center study of nine cases. *Chir Main.* 2011 Sep; 30(4): 255-263.

[20] Walker M, Sharareh B, Mitchell SA. Masquelet Reconstruction for Posttraumatic Segmental Bone Defects in the Forearm. *J Hand Surg Am.* 2019 Apr; 44(4): 342. e1-342.e8.

[21] Bourgeois M, Loisel F, Bertrand D, Nallet J, Gindraux F, Adam A, Lepage D, Sergent P, Leclerc G, Rondot T, Garbuio P, Obert L, Pluvy I. Management of forearm bone loss with induced membrane technique. *Hand Surg Rehabil.* 2020 May; 39(3): 171-177.

[22] Ono R, Komura S, Hirakawa A, Hirose H, Tsugita M, Masuda T, Ito Y, Akiyama H. Staged arthrodesis using the Masquelet technique for osteomyelitis of the finger with articular destruction: a report of two cases. *Arch Orthop Trauma Surg.* 2019 Jul; 139(7): 1025-1031.

[23] Pauchot J, Sergent AP, Leclerc G, Pluvy I, Obert L. Use of a formwork in the induced membrane technique: Relevance and technical note. *Hand Surg Rehabil.* 2016 Jun; 35(3): 165-167.

第3章
不同固定方式的利弊

1. 引言

膜诱导技术最初用于下肢感染性骨不连。目前无论何种原因引起的长骨干骨缺损，无论其大小，都可采用膜诱导技术重建[1-3]。通过技术改良，也可用于干骺端的骨缺损以及无骨缺损的顽固性无菌性骨不连。

无论何种适应证，该技术的成功取决于前期感染的控制和恰当的骨稳定。事实上，在稳定的情况下血运才能重建，植骨才能膜内愈合[2, 3]。骨断端固定方法取决于病变类型（骨缺损或骨不连）、是否感染、骨段部位以及术者习惯。

我们先介绍长骨和肢体重建过程中不同接骨术的特点，然后再讨论这些方法在膜诱导技术中的使用策略。

2. 长骨重建

长骨重建中所有的接骨术都可运用，但在应用膜诱导技术时，各接骨术都有其自身的优缺点、应用指征和前提。

2.1 髓内钉接骨术

2.1.1 优点

髓内钉接骨术在大段长骨缺损时能更好地恢复机械轴，提供更好的刚性稳定，长期耐受性好。有些学者认为：相比其他方法，它可更早地恢复患肢的负重。虽然髓内钉用于膜诱导技术有争议[4, 5]，但 Morwood 等[6] 在股骨和胫骨上行膜诱导技术时发现髓内钉比钢板螺钉更合适；髓内钉固定，骨愈合更快，植骨量更少，特别是在股骨。他们认为髓内钉的优势源于两个方面：髓腔中轴固定以及负重时应力的 360° 分布，从而有利于形成新髓腔和移植骨均匀皮质化。在下肢应力作用下，移植物的中心部分会在皮质化过程中被吸收，髓腔逐步得到重塑。而髓内钉的中轴固定通过中央占位减少移植物的体积（图 3-1）[3,6]。

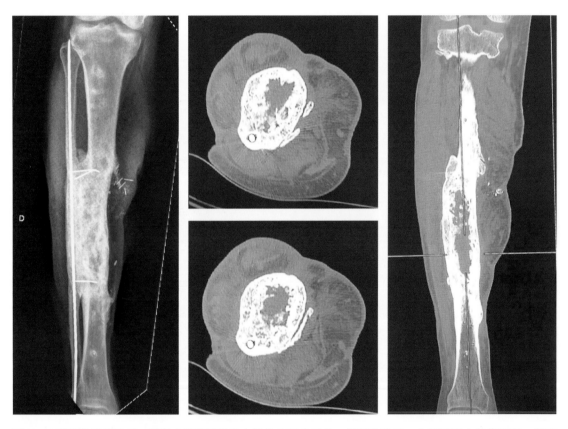

图 3-1　固定装置拆除后，胫骨大段移植物的中轴发生吸收现象。恢复负重后，在机械应力的作用下，髓腔重新形成。因此，在植骨时就应该优先使用髓内钉

2.1.2 缺点

只有在彻底消除感染后才能使用髓内钉。髓内钉作为异物，其表面可能产生生物膜，引发感染或使原感染加重[7]。应用于胫骨时，必须特别小心，因为胫骨前内侧软组织少，抗感染力差，因此感染并发症很常见。Apart 等[4]报道了 12 例胫骨创伤性骨缺损髓内钉固定重建，术后多达 5 例感染。

2.1.3 适应证

髓内钉内固定特别适用于股骨干和胫骨干节段性骨缺损。髓内钉的远近两端都需要至少2 枚螺钉锁定。

2.1.4 手术要点

首先，在 T1 期骨水泥 spacer 应该包裹骨端 2 cm 以上，以髓内钉为圆心，均匀地环绕放置（图 3-2a）。为了便于操作，可以找一个合适的注射器，将注射器管切开做成模具，容

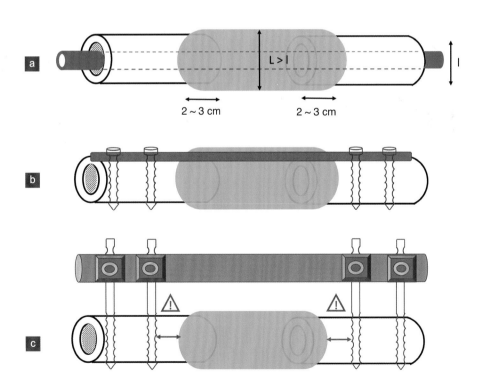

图 3-2　不同固定方法下 spacer 的制作：任何时候，spacer 都必须包裹住两侧骨端，有助于在 T1-T2 间隔期内增加稳定性。（a）髓内钉周围，骨水泥必须均匀分布。（b）spacer 要紧贴钢板，可以稍高于钢板边缘，但不要占位空螺钉孔。（c）spacer 必须始终与外固定架的针保持间距

纳骨水泥。由于大腿内侧肌肉的挤压，骨水泥会被推向外侧，通过外侧切口进行 spacer 塑形可能会比较困难（图 3-3）。在关闭切口前，建议透视检查 spacer 是否均匀。应注意胫骨 spacer 的前内侧缘不能太大，以免皮肤缝合困难。皮肤在张力较大的情况下强行缝合，容易继发伤口不愈合，导致 spacer 外露，治疗失败。

有些学者认为，对于感染性骨缺损，T2 期可用抗生素骨水泥包裹髓内钉[5, 8]。这样做有两个好处：①减少内植物上生物膜的形成；②通过髓腔内抗生素缓释，降低后期感染复发的风险[5]。

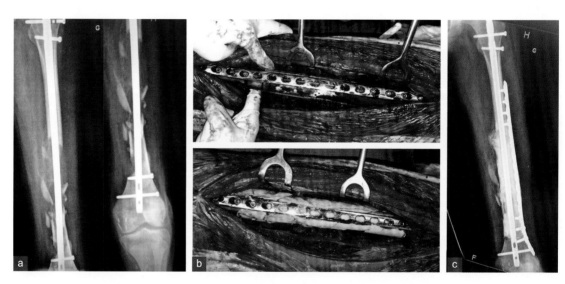

图 3-3 （a）第一阶段，用髓内钉重建 16 cm 的股骨骨缺损。由于骨缺损范围大以及远端锁钉位置的问题，髓内钉的稳定性不够。（b，c）于是在股骨侧方添加一块钢板固定，同时将骨水泥包裹住两侧骨端，在骨缺损处制成了一个 20 cm 长的 spacer。（b 上图）在置入骨水泥时，在骨缺损内侧放置注射器，以阻挡内侧软组织挤压，保护软组织免受放热反应的影响，同时还有利于髓内钉周围 spacer 的成形

2.2 钢板接骨术

2.2.1 优点

钢板可以精确地恢复肢体的力线和长度，可以获得非常稳定的静态固定，允许患肢关节早期活动。

2.2.2 缺点

和其他内固定方式一样，钢板的表面易形成生物膜。因此，使用前需要彻底控制感染。另外，钢板固定后，spacer 很难敲碎取出，特别是在干骺端，易并发骨折。因此，Masquelet 建议在干骺端骨使用骨水泥珠[2]。

2.2.3 适应证

上、下肢干骺端骨缺损的重建；

上肢骨干的骨缺损，包括肱骨、桡骨、尺骨和掌骨。

2.2.4 手术要点

必须根据骨缺损的部位和长度，选择合适的钢板类型和固定方式。上肢骨缺损范围小的，重建时两端至少需要 4 枚双皮质螺钉固定。缺损范围大的，通常需要两块钢板组合应用，才能获得足够的稳定性，特别是在肱骨、前臂或股骨远端（图 3-4）[9, 10]。

Spacer 应紧贴钢板，最理想的情况是骨水泥稍微高于钢板边缘，目的是让钢板今后能完全包裹在膜内（见图 3-2b）。T2 期置入钢板时，可以放在膜下或膜上。重点是要保护好膜的血供，确保在手术结束时能将膜关闭[11]。

在上肢，可以使用聚丙烯模具（切割的注射器），使 spacer 更符合骨干的解剖，并可以防止聚甲基丙烯酸甲酯（PMMA）聚合时的放热反应损伤周围的神经血管[12]。尤其在前臂骨缺损的治疗中更为重要，桡骨近侧 1/3 处为许多旋转肌群的附着处，因此任何骨水泥突起都会影响前臂的旋转功能。

还有，肱骨中下 1/3 近桡神经处，使用膜诱导技术需更加谨慎。在 T2 期时，桡神经实际上被包裹在瘢痕组织和诱导膜中。风险是双重的：损伤神经和损伤膜。为了规避这两个风险，最好在 T1 期时，将骨缺损段的桡神经前置，使它远离手术区，并缩短路径、降低张力[13]。

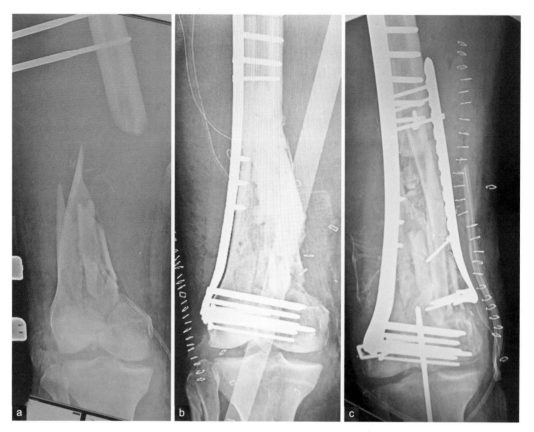

图3-4 股骨远端干骺端骨缺损的重建:(a)损伤控制理念下的临时外固定。(b)第一阶段使用外侧钢板固定。(c)T2 期增加一块钢板,进行内侧支撑

2.3 外固定接骨术

2.3.1 优点

外固定既可以确保骨的稳定,又可以跨越重建区域,避免与植骨直接接触。因此,对感染性骨缺损而言,这是预防感染复发最可靠的固定方法。后续还可进行二次以上的构型调整,促进移植物的皮质化[2]。

2.3.2 缺点

外固定最大的缺点是长期耐受性差。这与其体积较大,易并发针道感染和关节僵硬(尤其是踝关节)等并发症有关。在下肢,佩戴外固定的时间往往很长,胫骨骨缺损的重建平均需要 10 个月,股骨骨缺损的重建则需 14 个月以上[7, 14]。拆除后还有再骨折的风险[3]。

2.3.3 适应证

外固定主要适用于因污染或感染引起的胫骨干节段性骨缺损。建议小腿复合组织重建、感染性骨缺损以及内固定失败引起的感染时优先使用外固定[14]。

外固定在股骨和上肢应用受限，因为患者的耐受性更差。此外，当股骨存在较大的骨缺损时，外固定难以维持股骨矢状面的稳定性[7]。

2.3.4 手术要点

小腿复合组织重建时，最好使用组合式外固定，而不是环形外固定。因为环形外固定会影响软组织的修复。单边外固定有利于皮瓣切取及后期伤口换药直至痊愈。T2 期植骨时，可增加一个固定单元，加强稳定，从而促进植骨愈合（图 3-5）。动力化时，可逐渐减少固定单元，使患肢逐步负重。

外固定针必须始终与重建区保持间距，防止细菌污染。因此，在 T1 期手术时，固定针必须远离 spacer 植入区（见图 3-2c）。T2 期手术时如需加针，也应远离移植骨，特别是在胫 - 腓骨间植骨时。

在力学上，胫骨骨缺损重建时，非常需要腓骨的支撑[1, 14, 15]。早期应该用弹性钉或钢板固定腓骨骨折，为后期的胫 - 腓骨之间植骨打好基础。植骨能否成功主要取决于周围皮肤软组织的损伤情况。T1 期时，如果腓骨易于显露（特别是小腿前侧间隙破坏时），即可在胫 - 腓骨间放置 spacer（图 3-6）。抑或放置胫骨 spacer，并在重建区的两端各做一个胫 - 腓骨间植骨术（图 3-5）。是选择后外侧入路还是前外侧入路，取决于 CT 血管造影结果[14]。

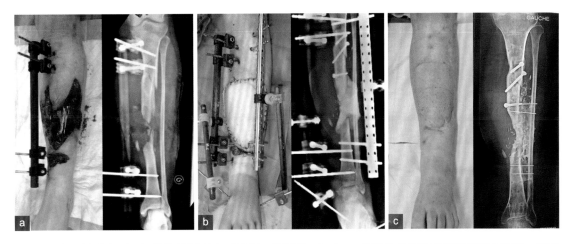

图 3-5　小腿枪弹伤：（a）损伤控制理念下清创、外固定。（b）T1 期增补外固定单元和有限内固定，游离皮瓣覆盖创面。（c）胫 - 腓骨间双灶植骨愈合

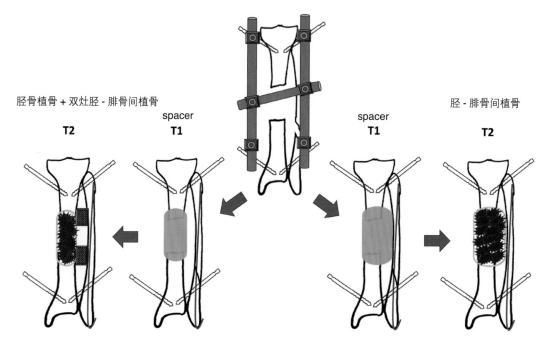

图 3-6　膜诱导技术结合胫 - 腓骨间植骨技术治疗胫骨骨缺损的两种方法。其先决条件是固定腓骨

大段骨缺损后期外固定动力化可能导致断端移位，腓骨重建、恢复支撑减少了这种可能性 [3]。拆除胫骨外固定后，常规佩戴 Sarmiento 矫形器（译者注：一种小腿支具）行走约 6 个月，以降低再骨折的风险 [15]。

3. 肢体重建

3.1 腕和手
桡骨远端骨缺损的重建需要钢板固定。干骺端骨缺损且可以保留桡腕关节时，钢板置于掌侧；而全腕融合时，钢板置于背侧 [9, 16]。

膜诱导技术也可以用于手指掌骨的重建。常用的固定方式有克氏针、钢板和外固定。无论掌骨还是指骨，T1 期优先考虑克氏针。T2 期，指骨依然可以使用克氏针 [16, 17]。但是，掌骨使用钢板似乎更合适 [18]。

3.2 踝和足
按照骨科损伤控制理念，胫骨远端骨缺损常跨踝外固定。T2 期时，如果小腿内侧皮肤条件不好，最终可以通过胫骨钢板"梳齿状"确定性固定[15]。如果螺钉与 spacer 间距足够，可以联合使用组合式外固定。如需踝关节融合和骨缺损重建，可用逆行髓内钉穿跟 - 距 - 胫骨（图 3-7）。

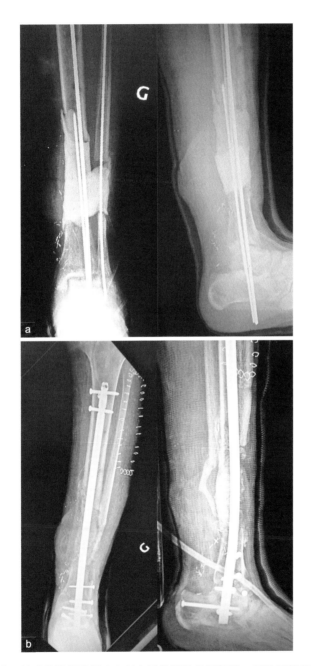

图 3-7 融合踝关节重建胫骨感染性骨缺损（患者小腿前侧软组织毁损，无法行肌腱转移术）：（a）用"强化spacer"和石膏夹板临时固定。（b）逆行跟 - 距 - 胫骨髓内钉最终固定

　　膜诱导技术在足部应用的文献很少。但是可能对复杂的足第一序列伤有意义[19]。这种损伤涉及多种组织，主要用克氏针来固定（图 3-8）。

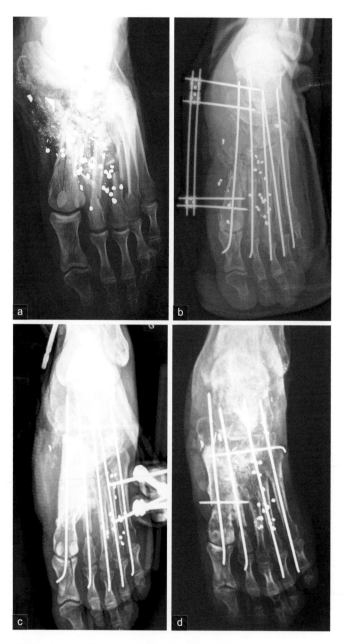

图 3-8 （a）前中足枪弹伤。（b）先用克氏针和微型外固定，维持足第一序列长度。（c）T1 期植入 spacer保持长度，以便拆除外固定架。（d）横向和纵向克氏针确定性固定

4. 应用策略

膜诱导技术的固定方式主要取决于骨缺损位置以及是否存在感染。有两种治疗方案：常规法和序贯法（图 3-9）。

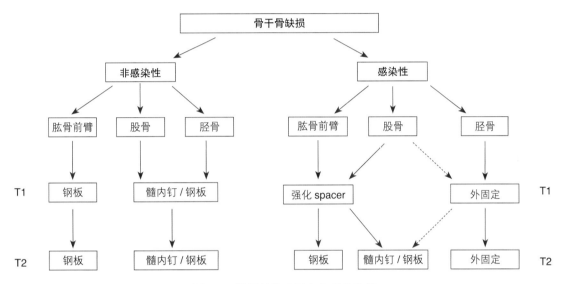

图 3-9 膜诱导技术固定方式的选择

4.1 常规法

常规法中内固定或外固定在膜诱导技术两个阶段中无须改变。

非感染性骨缺损常用钢板和交锁髓内钉。最重要的是获得一个稳定的成骨环境，便于植骨愈合。巨大的骨缺损有时需双钢板，甚至髓内钉加钢板（见图 3-3）[10, 16]。

感染性骨缺损可一直用外固定，尤其在胫骨。安装类型应根据骨缺损度：缺损越大，初期就越需要坚强外固定架。

常规法也适用于无骨缺损的顽固性非感染性骨不连。上述适应证中，膜诱导技术旨在建立一种有利于骨不连愈合的生物学条件，主要通过骨水泥的诱导在骨不连病灶周围形成膜结构。在 T2 期，只有内在力学环境非常稳定，移植的松质骨才能固化，实现骨愈合。

4.2 序贯法

感染性骨缺损和复合组织伤（骨组织已污染），骨采用序贯固定。即初次手术时，骨临时固定；确保感染组织彻底清除后，二期手术更换为确定性固定。两个治疗阶段对于器械的稳定性要求是不同的。

4.2.1 T1 期手术

骨的稳定性必须足够，利于软组织愈合、形成高质量诱导膜及控制感染[8]。可用外固定或小型内固定。抗生素治疗后，后期手术可调整固定方法。

临时外固定主要用于胫骨的复合组织缺损重建。胫骨骨干缺损时，腓骨固定及 spacer 包裹骨端可增加胫骨单边外固定的稳定性。胫骨干骺端缺损时，需跨关节固定，要确保外固定针与后期植入的钢板区保持间距。

有些部位不适合外固定，如上肢和股骨。可用髓内钉强化 spacer 和弹性钉强化 spacer。此外，可用石膏或埋入骨水泥的横钉来控制旋转（图 3-7 和图 3-10）。

4.2.2 T2 期手术

此阶段的固定方式必须足够稳定，确保移植松质骨愈合。根据初次固定，可能出现三种情况：

（1）初次用强化 spacer，确定性固定方式选择锁定钢板或髓内钉，这样感染风险最小。因此，我们优选该策略。

（2）临时外固定转为最终内固定，的确存在着外固定针道感染的风险。我们认为分两步走更可靠：①拆除外固定、石膏固定或持续牵引维持力线。② 10 ~ 15 天后，针道愈合，即可行内固定[9]。但有些医生在二次手术时直接将外固定转换为内固定[7, 11, 20]。

（3）创伤性胫骨复合组织缺损常用临时外固定，后转为确定性外固定[14]。

5. 结论

无论骨缺损的位置和固定方式如何，T2 期固定必须非常稳定。对骨感染，应用序贯策略可使上肢、股骨获得安全可靠的确定性内固定。然而，创伤性胫骨骨缺损采用外固定结合胫腓骨间植骨似乎更合适。手和足克氏针就足够了。

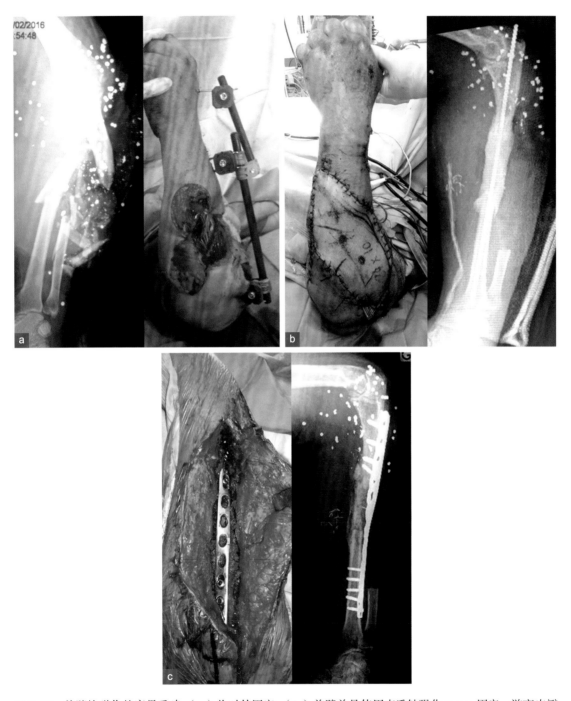

图 3-10　前臂枪弹伤的序贯重建：（a）临时外固定。（b）前臂单骨使用克氏针强化 spacer 固定，游离皮瓣覆盖创面。（c）T2 期用钢板确定性固定

（L. Mathieu 著　周　强 译）

参考文献

[1] Masquelet AC, Fitoussi F, Bégué T, Muller GP. Reconstruction des os longs par membrane induite et autogreffe spongieuse. *Ann Chir Plast Esthét* 2000; 45: 346-353.

[2] Masquelet AC. Induced membrane technique: pearls and pitfalls. *J Orthop Trauma* 2017; 31: S36-38.

[3] Masquelet AC, Kishi T, Benko PE. Very long-term results of post-traumatic bone defect reconstruction by the induced membrane technique. *Orthop Traumatol Surg Res* 2019; 105: 159-166.

[4] Apard T, Bigorre N, Cronier P, Duteille F, Bizot P, Massin P. Two-stage reconstruction of post-traumatic tibia bone loss with nailing. *Orthop Traumatol Surg Res.* 2010; 96: 549-553.

[5] Mauffrey C, Hake ME, Chadayammuri V, Masquelet AC. Reconstruction of long bone infections using the induced membrane technique: tips and tricks. *J Orthop Trauma* 2016; 30: e188-193.

[6] Morwood MP, Streufert BD, Bauer A, Olinger C, Tobey D, Beebe M, et *al.* Intramedullary Nails Yield Superior Results Compared With Plate Fixation When Using the Masquelet Technique in the Femur and Tibia. *J Orthop Trauma* 2019; 33: 547-552.

[7] Ayouba G, Lemonne F, Kombate NK, Bakriga B, Yaovi Edem J, André-Pierre Max U. Interest of nailing associated with the Masquelet technique in reconstruction of bone defect. *J Orthop* 2019; 20: 228-231.

[8] Azi ML, Teixeira AAA, Cotias RB, Joeris A, Kfuri M. Induced-membrane technique in the management of posttraumatic bone defects. *JBJS Essent Surg Tech* 2019; 26: e22.

[9] Zappaterra T, Ghislandi X, Adam A, Huard S, Gindraux F, Gallinet D, et al. Reconstruction des pertes de substance osseuse du membre supérieur par la technique de la membrane induite : étude prospective de neuf cas. *Chir Main* 2011; 30: S255-S263.

[10] Bourgeois M, Loisel F, Bertrand D, Nallet J, Gindraux F, Adam A, et *al.* Management of forearm bone loss with induced membrane technique. *Hand Surg Rehabil* 2020, Feb 20. doi: 10.1016/j.hansur.2020.02.002.

[11] Giannoudis PV, Faour O, Goff T, Kanakaris N, Dimitriou R. Masquelet technique for the treatment of bone defects: tips-tricks and future directions. *Injury* 2011; 42: 591-598.

[12] Pauchot J, Sergent AP, Leclerc G, Pluvy I, Obert L. Use of a formwork in the induced membrane technique: relevance and technical note. *Hand Surg Rehab* 21016; 35: 165-167.

[13] Boutroux P, Gaillard J, Cambon-Binder A, Sautet A, Masquelet AC. Radial nerve transposition in humeral nonunion. *Hand Surg Rehabil* 2018; 37: 384.

[14] Mathieu L, Bilichtin E, Durand M, de líEscalopier N, Murison JC, Collombet JM, Rigal S. Masquelet technique for open tibia fractures in a military setting. *Eur J Trauma Emerg Surg* 2019; doi: 10.1007/s00068-019- 01217-y.

[15] Mathieu L, Mongo V, Potier L, Bertani A, Niang CD, Rigal S. Type III open tibia fractures in low-resources setting. Part 3: achievement of bone union and treatment of segmental bone defects. *Med Sante Trop* 2019; 29(1): 36-42.

[16] Flamans B, Pauchot J, Petite H, Blanchet N, Rochet S, Garbuio P, et *al.* Pertes de substance osseuse à la main et au poignet traitées en urgence par technique de la membrane induite (technique de Masquelet). *Chir Main* 2010; 29 : 307-314.

[17] Moris V, Loisel F, Cheval D, See LA, Tchirukdichian A, Pluvy I, et *al.* Functional and radiographic evaluation of the treatment of traumatic bone loss of the hand using the Masquelet technique. *Hand Surg Rehab* 2016; 35: 114-121.

[18] Murison JC, Pfister G, Amar S, Rigal S, Mathieu L. Metacarpal bone reconstruction by a cementless induced membrane technique. *Hand Surg Rehabil* 2019 Apr; 38(2): 83-86.

[19] Makridis KG, Theocharakis S, Fragkakis EM, Giannoudis PV. Reconstruction of an extensive soft tissue and bone defect of the first metatarsal with the use of Masquelet technique: a case report. *Foot Ankle Surg* 2014; 20: e19-22.

[20] Giannoudis PV, Harwood PJ, Tosounidis T, Kanakaris NK. Restoration of long bone defects treated with the induced membrane technique: protocol and outcomes. *Injury* 2016; 47: S53-S61.

第4章
移植骨、骨佐剂和骨替代物的使用方法

1. 不同类型的移植骨

1.1 引言和概念

膜诱导技术 T2 期会使用移植骨、骨佐剂和骨替代物。一般认为 T1-T2 间隔期应为 6~8 周 [1]。但若软组织愈合不良，此间隔期可延长 [2]。一些学者为改善肢体功能和关节活动度，有意延长 T1-T2 间隔期 [3]，骨愈合和膜成骨能力似乎不受影响 [4]。

自体移植骨主要取自髂骨，或用 RIA（ Reamer Irrigator Aspirator ）技术自股骨髓腔内取骨。必须特别小心缝合诱导膜并保持其完整性（避免膜的牵拉伤、骨水泥损伤）（图 4-1 ）。膜可防止移植骨吸收，并通过血管化促进其皮质化 [6]。

- **骨移植**是将骨组织移植到受区。
- 如果移植骨取自本人，则为**自体移植**；取自他人，则为**同种异体移植**。
- 如果移植骨带有血管蒂，则为带血管移植，否则为**不带血管的移植**。
- 根据性状，移植骨可分为皮质骨、松质骨、皮质松质骨。
- **骨替代物**是一种生物材料或组织工程骨，用于填充和替代骨缺损 [8]。

2013 年，法国健康总署（ Hautes Autorités de la Santé, HAS ）定义了三个概念：骨传导、骨诱导、骨生成 [9]

- **骨传导**是一种被动的材料特性，是指受区组织与该材料接触后，向该材料内长入血管和细胞来实现骨的再生。
- **骨诱导**是蛋白质诱导干细胞增殖和（或）分化为可矿化的骨基质的过程。
- **骨生成**是骨基质形成的过程，不限细胞来源（可来自于移植物或自体）。

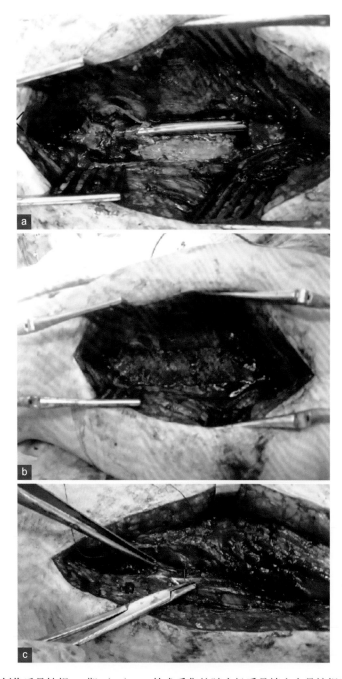

图 4-1 （a）左股骨创伤后骨缺损 T2 期。（b）RIA 技术采集的髓内松质骨填充在骨缺损区。（c）缝合诱导膜、封闭生物腔

1.2 不带血管的自体骨移植

这是最常用的植骨方式，也是移植骨的"金标准"[10]。

供区主要有三个，分别是髂嵴、腓骨和股骨髓腔。股骨髓腔需用 RIA 技术采集。T2 期 91.6% 的患者使用自体骨移植[11]。其他供区有胫骨和肋骨，提供皮质松质骨。

1.2.1 髂嵴取骨

髂嵴可取皮质骨、松质骨。经皮取骨术只可取到松质骨[12]。

取骨区可以是髂前或髂后。

髂前最常用，因为患者平卧位或侧卧很容易操作。详见图 4-2。

取骨时，患者仰卧，同侧臀部垫高。认真消毒铺单，确保手术区无菌。

皮肤切口略低于髂嵴并与之平行，以避免后期衣服摩擦瘢痕。切口从髂前上棘后 3 cm 处向后延伸以避开股外侧皮神经。

切开皮下组织、止血。在腹肌和臀肌之间切开骨膜。紧贴髂骨面剥离髂腰肌。

根据取骨类型，应用骨凿、摆锯、圆凿或刮匙取骨。如需三面皮质骨，可切取髂骨的内外两层皮质。充分冲洗后，彻底止血，逐层闭合切口。

主要并发症有疼痛、股外侧皮神经损伤（感觉异常）、出血和血肿、髂嵴骨折、腹疝、感染[13]。

1.2.2 股骨髓腔取骨：髓腔扩髓 - 灌注 - 抽吸（Reamer Irrigator Aspirator, RIA）技术

为了降低扩髓中脂肪栓塞和骨坏死的风险，Depuy Synthes 实验室研发并推广了 RIA 技术。

RIA 技术是髓内取骨法，多在股骨（或胫骨）髓内刮取松质骨（**扩髓**）。生理盐水冲洗可降低钻头温度（**灌洗**）。**抽吸**有利于降低脂肪栓塞的风险和回收铰刀刮下的移植骨[14]。

图 4-3 所示为 RIA 系统各部件：铰刀头、镍钛软管、装配管、抽吸过滤器、电机轴。

铰刀头直径从 12 mm 到 19 mm，每 0.5 mm 一个规格。

术时患者平卧于标准手术床，消毒铺单。先确定 RIA 管的长度（360 mm 或 520 mm），然后测髓腔直径（图 4-4）。

术中在透视下，测量器测出髓腔直径。测量器应定位在**股骨髓腔峡部**，**垂直于股骨中线**。髓腔大小数值即为要用的钻头直径。

大转子上方 2～3 cm 处纵行切口，长数厘米。切开阔筋膜，分开臀中肌。直视显露大转子尖。

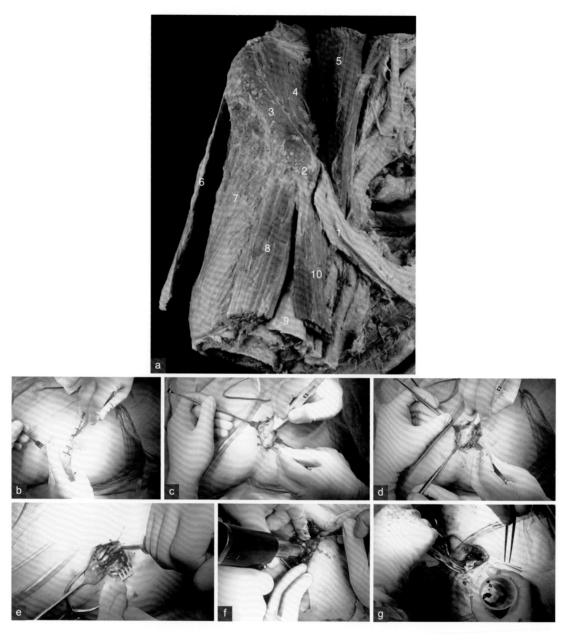

图 4-2 （a）右髂嵴，腹壁肌肉已被切除（UFR SMP，Besançon 解剖室供图）。（b~g）右髂前手术入路图
（Assayag 医生，巴尔的摩骨科供图）。

（a）1 腹股沟韧带；2 髂前上棘；3 髂嵴；4 腰大肌；5 髂肌；6 臀大肌筋膜；7 臀中肌；8 阔筋膜张肌；
9 股直肌；10 缝匠肌。（b）皮肤切口。（c）皮下组织切口。（d）腹横肌和臀中肌间隙的骨膜切口。（e）用骨
膜剥离子剥离髂腰肌。（f）摆锯截骨。（g）从髂骨中取出松质骨

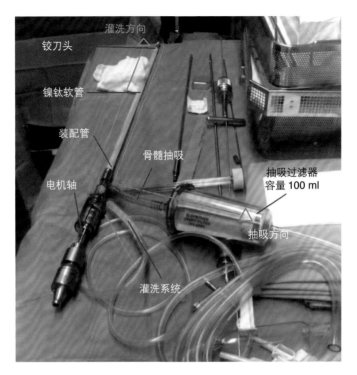

图 4-3 RIA 系统术中照片。注意灌和吸为两个方向

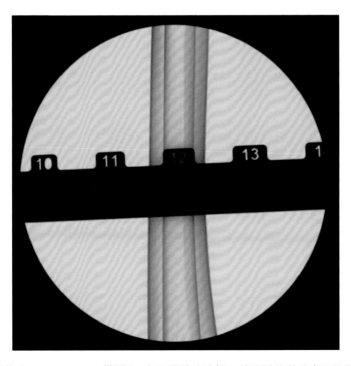

图 4-4 RIA 术中影像（Depuy Synthes 供图）。在股骨髓腔峡部，髓腔测量器垂直于股骨长轴。本例髓腔的直径为 12 mm

于大转子顶端用空心螺旋钻钻开皮质，导丝插入髓腔。

连接铰刀头与镍钛软管，组装好其余部分。连接并打开生理盐水冲洗装置，调好吸引器。

铰刀沿导针插入髓腔。生理盐水灌吸同时进行扩髓（渐进、来回）。逐步收集松质骨入过滤器（图 4-5）。

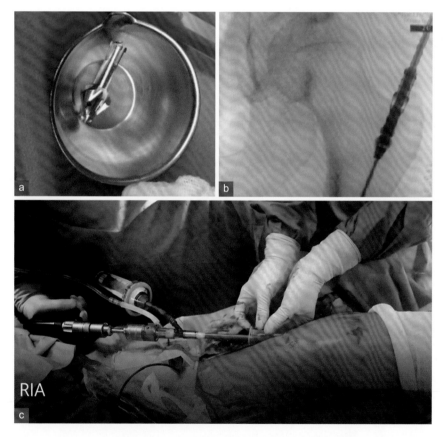

图 4-5 左股骨 RIA 技术。（a）先用测量器确定钻头直径，此时钻头位于小药杯中。（b）术中透视显示 RIA 系统前端。注意入口位于左股骨大转子顶点。（c）RIA 系统操作图。皮肤切口位于大转子上方 2~3 cm 处，抽吸灌注并将移植物收集到过滤器中

下肢内收有助于导针插入大转子和髓腔。用塑料注射器外套管保护大转子顶部的软组织，以防止钻头旋转损伤。

塞口朝下倒置滤器。移植骨用纱布过滤，放入注射器压实、测体积（图 4-6）。

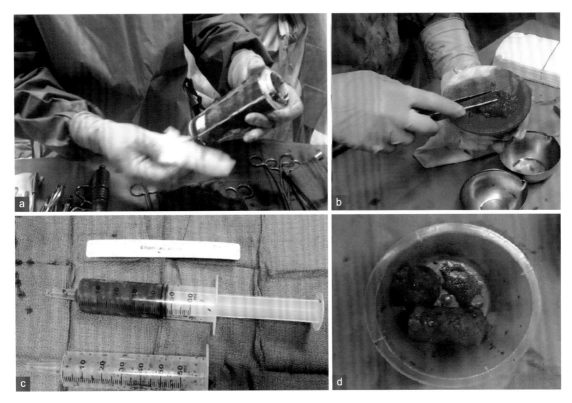

图 4-6　RIA 技术的移植骨处理。（a）从装置中取出含移植骨的滤器。（b）用纱布对移植骨过滤。（c）移植骨放入注射器，压实、测体积为 45 ml。（d）过滤和压实后的移植骨放在杯中

充分清洗伤口，防止异位骨化。逐层关闭。**股骨必须透视**，排除医源性骨折。

并发症主要有股骨骨折、膝关节内损伤、髓腔铰刀头脱落、出血、异位骨化等[15]。Dimitriou 等指出 RIA 取骨术的并发症发生率为 6%，而髂嵴取骨术为 19.37%。

RIA 技术的取骨量更大[13]。要点是移植时不要过度压实，否则会造成血管化困难而影响其皮质化[16]。

Kombat 等[17] 采用髂嵴取骨术，影像学骨愈合率为 66.6%。Giannoudis 等[18] 治疗 14 例股骨病例，移植骨中 13 例采用 RIA 技术取得，1 例采用同种异体骨，骨的影像学愈合率为 100%。RIA 技术采集的移植骨增加了骨的重建能力[16]。

1.2.3 不带血管的腓骨移植

腓骨移植可以带血管，也可以不带血管。

切口位于腓骨头和外踝连线的后侧，切开皮下。

切开小腿腱膜。牵开腓骨肌，分开小腿前室与外侧室的肌间隔，在前室内分离背伸肌群，显露骨间膜，紧贴腓骨切开，以免损伤小腿前侧血管。向后牵开比目鱼肌，分离跨长屈肌、趾长屈肌，显露骨间膜后侧，切开骨膜。

行腓骨近端和远端截骨。

注意避免两大并发症：腓总神经损伤和踝关节不稳。所以应在膝关节间隙远侧 10 cm（近端）和外踝尖近侧 10 cm（远端）之间进行截骨 [8]。

沿小腿前肌间隔前外侧入路逐层关闭切口。

主要并发症有腓总神经损伤、小腿血管损伤、踝关节不稳、血肿和感染。

1.2.4 带血管的自体骨移植：髂骨瓣、腓骨瓣

技术原则同前，不同之处是用显微外科技术携带血管在受区吻合。

2. 骨佐剂和骨替代物

同种异体骨移植可以是松质骨、皮质骨或皮质松质骨。取自尸体或术中骨，经灭菌、乙醇脱细胞处理。可用 γ 射线灭菌 [10]。主要风险是传染病（乙肝、丙肝、艾滋病）和排斥反应。

据法国国家健康与医学研究院（INSERM）定义，生物材料是医用合成 / 活体材料，以取代组织器官的部分功能。必须没有毒性、有良好组织耐受性和机械强度 [19]。在体内与活体组织接触，修复或替换活体组织。不同于药物，其并非通过体内化学反应而发挥疗效。

合成的骨替代物充当骨传导基质，可用于较小的骨缺损。主要为有生物活性的陶瓷系列，以磷酸钙、磷酸三钙、双相陶瓷、羟基磷灰石为代表 [10]。

生物陶瓷材料可作填充用。该系列含陶瓷和生物玻璃。由氧化物和硅酸盐组成。基于两种氧化物在超高温（熔体温度）下的聚结反应（烧结）而形成。这些化合物本质上是无机物，具有结晶结构和抗压强度。其生物活性可以用于骨缺损的填充——通过化学键形成骨 - 植入物界面来实现。

双相陶瓷很有意思，由 β- 磷酸三钙和羟基磷灰石构成。其结构特点是孔隙大，可以很好地填充骨缺损。

骨替代物的作用是在自体植骨量不足时填充骨缺损腔 [20]。但只能提供初始强度 [21]。最

终可能会减缓骨愈合。骨替代物与自体髂骨移植量间的比例尚不明了，这也许很关键。Karger 等[22] 认为同种异体骨比例不超过总植骨量 1/3 时不影响骨愈合时间。Taylor 等[23] 认为同种异体骨移植和自体骨移植的并发症无差异。

　　骨诱导家族包括骨形态发生蛋白（BMP）。BMP 是转化生长因子 β（TGF-β）超家族中的一种生长因子（糖蛋白）。BMP 有 30 多种。它与其他细胞外介质一样，通过附着在细胞膜受体上发挥作用。丝氨酸 - 苏氨酸激酶受体将识别 BMP 并刺激细胞内信号传导，从而发挥活性。使用 BMP 的目的是诱导骨和软骨形成，因为它可促进骨形成。BMP 能促进间充质干细胞向软骨细胞和成骨细胞分化。由于其在增殖、分化、凋亡和细胞迁移方面的活性，它还参与了其他组织（神经系统、肺、肾、皮肤、性腺）在胚胎期的发育。使用 BMP 的适应证是骨不连[24]。临床上 BMP 常附着在动物胶原（牛 Ⅰ 型胶原）载体上。但 Karger 等[22] 的系列研究表明，BMP 没有加速骨愈合的作用，而且浓度过高可能导致肢体畸形[25]。BMP 的剂量不同效果也会不同，诱导膜腔内浓度过高有破骨作用。

（ M. Bourgeois, P. Sergent, G. Lecler, F. Gindraux,
I. Pluvy, F. Loisel, L. Obert 著　宋慕国 译）

参考文献

[1] Masquelet AC, Fitoussi F, Begue T, Muller GP. Reconstruction of the long bones by the induced membrane and spongy autograft. *Ann Chir Plast Esthet*. juin 2000; 45(3): 346-353.

[2] Calhoun JH, Manring MM, Shirtliff M. Osteomyelitis of the Long Bones. *Semin Plast Surg*. mai 2009; 23(2): 59-72.

[3] Bourgeois M, Loisel F, Bertrand D, Nallet J, Gindraux F, Adam A, et *al*. Management of forearm bone loss with induced membrane technique. *Hand Surg Rehabil*. 20 févr 2020.

[4] Gindraux F, Loisel F, Bourgeois M, Oudina K, Melin M, de Billy B, et *al*. Induced membrane maintains its osteogenic properties even when the second stage of Masquelet's technique is performed later. *Eur J Trauma Emerg Surg*. 18 juill 2019.

[5] Masquelet AC, Begue T. The concept of induced membrane for reconstruction of long bone defects. *Orthop Clin North Am*. janv 2010; 41(1): 27-37; table of contents.

[6] Hertel R, Gerber A, Schlegel U, Cordey J, Rüegsegger P, Rahn BA. Cancellous bone graft for skeletal reconstruction. Muscular versus periosteal bed--preliminary report. *Injury*. 1994; 25 Suppl 1: A59-70.

[7] Giannoudis PV, Faour O, Goff T, Kanakaris N, Dimitriou R. Masquelet technique for the treatment of bone defects: tips-tricks and future directions. *Injury*. juin 2011; 42(6): 591-598.

[8] Masson E. Techniques et indications des greffes osseuses et ostéocartilagineuses [Internet]. EM-Consulte. [cité 17 nov 2018]. Disponible sur: http: //www.emconsulte. com/article/794918/techniques-et-indicationsdes- greffes-osseuses-et.

[9] Haute Autorité de Santé - Évaluation des substituts osseux [Internet]. [cité 10 nov 2018]　. Disponible sur: https: //www.has-sante.fr/portail/jcms/c_1225008/fr/evaluation- des-substituts-osseux.

[10] Roberts TT, Rosenbaum AJ. Bone grafts, bone substitutes and orthobiologics. Organogenesis. 1 oct 2012; 8(4): 114-124.

[11] Morelli I, Drago L, George DA, Gallazzi E, Scarponi S, Romanò CL. Masquelet technique: myth or reality? A

systematic review and meta-analysis. *Injury.* déc 2016; 47 Suppl 6: S68-76.

[12] Burstein FD, Simms C, Cohen SR, Work F, Paschal M. Iliac crest bone graft harvesting techniques: a comparison. *Plast Reconstr Surg.* janv 2000; 105(1): 34-39.

[13] Boone DW. Complications of iliac crest graft and bone grafting alternatives in foot and ankle surgery. *Foot Ankle Clin.* mars 2003; 8(1): 1-14.

[14] Cox G, Jones E, McGonagle D, Giannoudis PV. Reamer- irrigator-aspirator indications and clinical results: a systematic review. *Int Orthop.* juill 2011; 35(7): 951-956.

[15] Giannoudis PV, Tzioupis C, Green J. Surgical techniques: how I do it? The Reamer/Irrigator/Aspirator (RIA) system. *Injury.* nov 2009; 40(11): 1231-1236.

[16] Stafford PR, Norris BL. Reamer-irrigator-aspirator bone graft and bi Masquelet technique for segmental bone defect nonunions: a review of 25 cases. *Injury.* nov 2010; 41 Suppl 2: S72-77.

[17] Kombate NK, Walla A, Ayouba G, Bakriga BM, Dellanh YY, Abalo AG, et *al.* Reconstruction of traumatic bone loss using the induced membrane technique: preliminary results about 11 cases. *J Orthop.* déc 2017; 14(4): 489-494.

[18] Giannoudis PV, Harwood PJ, Tosounidis T, Kanakaris NK. Restoration of long bone defects treated with the induced membrane technique: protocol and outcomes. *Injury.* déc 2016; 47 Suppl 6: S53-61.

[19] Biomatériaux [Internet]   . Inserm - La science pour la santé. [cité 1 janv 2019]. Disponible sur: https: //www. inserm. fr/information-en-sante/dossiers-information/ biomateriaux membrane.

[20] Sasaki G, Watanabe Y, Miyamoto W, Yasui Y, Morimoto S, Kawano H. Induced membrane technique using beta-tricalcium phosphate for reconstruction of femoral and tibial segmental bone loss due to infection: technical tips and preliminary clinical results. *Int Orthop.* janv 2018; 42(1): 17-24.

[21] Zappaterra T, Ghislandi X, Adam A, Huard S, Gindraux F, Gallinet D, et al. Reconstruction des pertes de substance osseuse du membre supérieur par la technique de la membrane induite, étude prospective à propos de neuf cas. *Chirurgie de la Main.* 1 sept 2011; 30(4): 255-263.

[22] Karger C, Kishi T, Schneider L, Fitoussi F, Masquelet A-C. Traitement des pertes de substance osseuse traumatiques par la technique de la membrane induite. *Revue de Chirurgie Orthopédique et Traumatologique.* 1 févr 2012; 98(1): 81-87.

[23] Taylor BC, Hancock J, Zitzke R, Castaneda J. Treatment of Bone Loss With the Induced Membrane Technique: Techniques and Outcomes. *J Orthop Trauma.* déc 2015; 29(12): 554-557.

[24] Ghodadra N, Singh K. Recombinant human bone morphogenetic protein-2 in the treatment of bone fractures. *Biologics.* sept 2008; 2(3): 345-354.

[25] Masquelet A-C, Maitigue MB, Bégué T. Reconstruction diaphysaire par membrane induite, greffe spongieuse et BMP. / data/revues/00351040/00920005/518_2/ [Internet]. 27 mars 2008 [cité 11 févr 2018]; Disponible sur: http: //www.em-consulte.com/en/article/131646.

第5章

膜诱导技术应用的前提：外科手术控制感染

本章旨在强调外科手术控制感染的重要性，澄清膜诱导技术即感染控制手术的这一误区。

本章的标题就是我们对膜诱导技术与感染之间关系的理解，有四层含义：

1.骨感染控制是应用膜诱导技术的前提，但它并不是膜诱导技术的一部分。

2.骨感染控制主要依靠手术。其他所谓"必要手段"都是辅助措施，尤其是抗生素治疗。

3.手术区感染是一种局部顽疾，不仅涉及骨，还有软组织。

4.膜诱导技术不是治疗骨感染的方法，而是一种骨重建和骨愈合技术。

下面我们将集中阐述这四层含义：

1. 控制感染是应用膜诱导技术的先决条件

此点前已详细叙述。Spacer 留置和诱导成膜只能在无明显感染的环境中实现。这种膜其实是一种血管化的纤维滑膜，对感染非常敏感，因为感染会破坏它的成骨能力。膜的抗感染能力尚不清楚。总之，骨移植和慢性感染"水火不容"。感染常在 T2 期后复发，就是由于前期感染未控制所致。

因此，感染控制与膜诱导技术必须序贯应用。T0 期必须在 T1/T2 期前完成。不要一期行感染控制和 spacer 置入。

一期同时行 T0 期和 T1 期手术的前提条件：临床和辅助检查都无明显感染征象；无分泌物和窦道；感染指标正常或接近正常；影像学无阳性表现；手术疗效肯定；且皮肤覆盖骨水泥无碍。

骨水泥毕竟是异物。感染未控制，直接进入 T1 期放置骨水泥会造成感染复发。

若小腿等部位最初有大面积开放伤，建议先行 T0 期手术，好处是 T0 期手术可以反复实施。

2. 什么是 T0 期手术，单独做还是与 T1 期同时做？

我们始终强调手术在感染控制中的重要性。抗菌敷料、局部冲洗、负压吸引、敏感抗菌药物的使用等都有各自的适应证，作用有限，只能作为辅助手段。而手术则是关键，手术内容可用两个词概括：清创和切除。

法语的 débridement（清创）是指扩大清理伤口的所有组织成分，包括皮肤、筋膜、肌肉等，眼看手摸，彻底清理伤口的每个角落，打通、打开各死腔。换言之，这只是"肃"。接下来第二个基本操作才是"清"，即切除 [译者注：英语 debridement，有时也用 débridement，意思是手术切除伤口表面的坏死组织和细胞碎屑（《Collins 词典》），而 débridement 的词源是古法语，"从马身上取下马鞍"为本义。此处 Masquelet 从法语对 debridement 的定义已经不仅仅是清创，更是"先肃后清"，有扩创的意思]。

3. 如果感染已经累及骨和软组织，该如何清创？

T1 期或 T2 期后感染复发不是膜诱导技术的失败，而是清创不足所致。感染清创的个体化差异很大，但仍有一些技术原则，只有遵守这些原则，才可实现有效的清创。清创前上止血带，清创后松止血带，判断组织活力。

我们将分述骨和软组织清创。

3.1 骨的清创

首先要去除死骨，即无软组织附着的、完全游离的骨。修整骨折端，形成一圆柱形的节段性骨缺损。尽可能避免使用摆锯，因其会灼伤骨。骨端处理是难点。扩髓清创已经得到了普遍认可，但扩髓仍存在一些问题：可能破坏髓内血管。我们认为扩髓可以用于胫骨、股骨的近段，因为这些部位便于髓腔扩大器工作；但远段扩髓，会将感染的骨碎屑"推入"远侧干骺端。这也反映出 RIA 设备的优势：可同时扩髓、灌注和抽吸。无 RIA 时可用长刮匙搔刮和注射器冲洗。在远侧干骺端的皮质骨上开窗有助于髓内冲洗。

问题是骨的清创应清到什么程度。有人主张清除所有可疑碎骨（用骨凿），也有人认为清到松止血带后骨端有出血即可。骨的清创没有确切的界限，只能依靠术前的影像学检查（包括 MRI）、术前评估等，最终也取决于个人经验。

3.2 软组织清创

软组织充分清创的难度不亚于骨组织，关键也是"要清到什么程度"。胫骨位置表浅，清创后常需皮瓣修复、关闭创面，反而可更加放心大胆地进行软组织清创。而其他部位（上臂、前臂、大腿），术者会因担心创面关闭困难而在清创时束手束脚。不应总是纠结清创后的创面关闭，而应关注清创的彻底性。关闭创面、骨水泥填充意味着一期完成了 T0+T1 两阶段手术。严重感染时，清创后即使伤口可以缝合，也要保持开放。优点是：可观察伤口的变化，必要时反复彻底清创；创面最终关闭时再填充骨水泥，炎症减轻、皮缘软化后会更易于拉拢缝合。

切除软组织首选电刀。切除成分包括可疑组织、脂肪组织、纤维化的组织等，以恢复软组织的健康。必须避免损伤血管及神经，注意骨缺损早期即可有血管及神经粘连、移位。禁用高压脉冲，因其易将碎屑和污染颗粒冲入深层组织内。

3.3 清创原则

再次强调清创的原则：

（1）置入骨水泥 spacer（即 T1 期）后，需直接缝合或皮瓣转移一期关闭创面。

（2）如需进一步清创则敞开伤口，最好每天 2 次生理盐水简单冲洗。负压封闭引流的唯一好处是减少残余水肿和吸走伤口底部的渗液，但持续时间有限，且肉芽形成会占据骨水泥 spacer 的空间，并影响后期植骨重建。

T0-T1 期间隔一般不超过 8 天。

4. 膜诱导技术不是治疗骨感染的技术

有时，即便所有指标（临床、生物学、影像学）都证实可以进行 T1 期手术，使用骨水泥后感染复发仍可能发生。复发表现多样，需翻修。翻修时必须注意：

（1）原手术区需要全部再次显露。

（2）去除骨水泥并切除假膜，因为它是细菌的巢穴。最好用电刀切，切膜出血多，术前需备血。

（3）如有疑虑，骨固定前再次清洗髓腔。

（4）放置新的骨水泥 spacer，放置引流管后关闭创面。

我们不推荐抗生素骨水泥，其风险是会掩盖潜在的慢性感染，这种感染在植骨后会复发，处理起来更加麻烦。不含抗生素的骨水泥更容易预警慢性感染。

当然，上述每个阶段，包括清创前后，都必须对骨和软组织大量采样，行细菌学检查。术后使用短期（不超过 3 周）的全身敏感抗生素治疗配合手术治疗。

综上所述，手术控制感染（T0 期）的结果最不确定，一切都不是标准化的。术者要对患者及其病史有全面的了解，并在骨感染治疗方面要有丰富的经验。

T0 期的治疗是膜诱导技术的先决条件，决定了膜诱导技术的成败。

（Alain C. Masquelet, S. Rigal 著 宋慕国 译）

第6章
膜诱导技术中的 spacer 是否会影响骨愈合

1. 引言

如前所述，膜诱导技术需分两阶段完成。Masquelet 团队首次报道了在骨缺损部位使用聚甲基丙烯酸甲酯（PMMA）骨水泥 spacer 填塞，然后外固定 [1]。置入的骨水泥 spacer 有两个作用 [2]：一是机械占位，避免局部纤维组织长入。此外，由于骨水泥 spacer 是异物，2 个月后伤口若未有感染迹象，表明感染已控制，可以进行植骨。二是生物活性，通过诱导周围软组织形成膜来重建血管，防止植骨吸收 [3]。Spacer 在第二次手术时取出。

Spacer 的成分、形状和性质可能对骨愈合有影响。本章将通过临床和实验集中讨论这一问题。

2. 什么样的 spacer？

1843 年，在化学工业用丙烯酸的基础上研发出了 PMMA 骨水泥 [4]。1936 年，Kulzer 公司首次为这种热固性材料申请了专利 [5]。1958 年，John Charnley 首次将其用在股骨头假体的固定上 [6]。

PMMA 是一种聚合物，它的第一个商品名是：le Plexiglas®。

化学上，它是由甲基丙烯酸甲酯（MMA）聚合而成的（图 6-1）。在引发剂（过氧化二苯甲酰）和活化剂（二甲基对甲苯甲酸酯）的介入下，MMA 单体混合物可发生反应。这种反应产生自由基，引发单体聚合。PMMA 是在 MMA 单体之间形成链后产生的 [5]。

聚合过程分为 4 个阶段。

（1）搅拌阶段：形成均匀糊状物 [6]。

（2）拉丝阶段：单体挥发，混合物不再粘在手指上，骨水泥黏度发生变化。

（3）工作阶段：这是应用阶段，当骨水泥不再聚合且平滑时，该阶段结束。

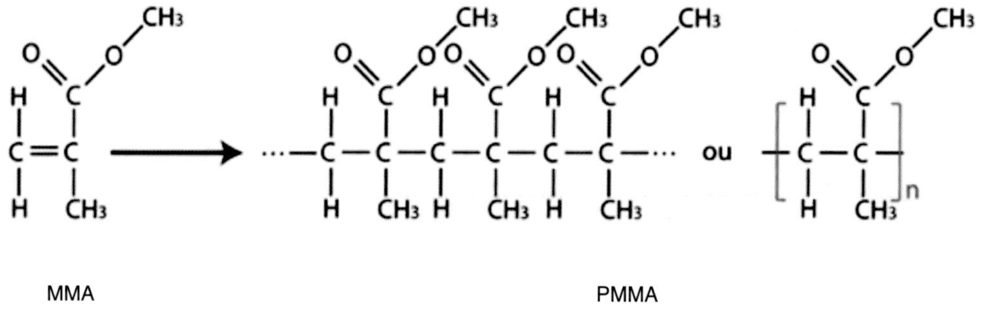

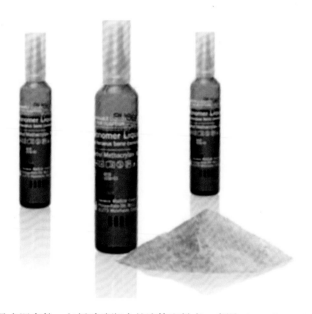

图 6-1　MMA 聚合成 PMMA

（4）固化阶段：聚合成固体，该阶段的特点是产热。

骨水泥由混合液体与试剂盒中的粉末制成（图 6-2）。液体中含有甲基丙烯酸甲酯（85%）、甲基丙烯酸丁酯（15%）、二甲基对甲苯（2%~3%）和对苯二酚。粉末由 PMMA（90%）、过氧化物二苯甲酰（2%~3%）和造影剂（4%~8%）组成[7]。

聚合反应是放热反应，每摩尔 MMA 释放 57 kJ（千焦耳）的热量。在体内，聚合的最高温度为 48℃，但在体外可能高达 120℃[8]。这种热量的产生可能会导致骨坏死，不利于愈合[8]。在 PMMA 形成过程中，MMA 的体积收缩约 21%[5]。用冷盐水冲洗硬化的骨水泥 spacer 可防止周围的组织被灼伤[9]。

图 6-2　Palacos 品牌的骨水泥套件，包括玻璃瓶中的液体和粉末。来源：https://www.heraeus.com. 摘自 Michaël Bourgeois 博士的论文（2019 年 9 月）

我们最近改进了 spacer 植入和取出的方法[10]。根据骨缺损的体积用骨水泥在体外制备 spacer，在固化前纵向切割成 3 ~ 4 柱。然后再用骨水泥将 spacer 和骨端连接起来。这样，spacer 在 T2 期易于取出，且不会损坏诱导膜。

出于同样的考虑，Masquelet 等最近提出了"叶鞘式"膜诱导技术，其中 PMMA 骨水泥以薄片状排列，在骨断端 3 ~ 4 cm 内桥接骨不连[11]。

3. 骨水泥可负载什么？

骨水泥可负载不同成分，例如：抗生素或放射性造影剂（二氧化锆或硫酸钡）。最常用的抗生素是庆大霉素、妥布霉素、万古霉素、头孢呋辛和红霉素。抗生素的释放主要是在最初几天通过洗脱来实现的，但混入的抗生素在低浓度下仍然可以存在长达 5 年[6]，因此会产生抗生素耐药的细菌，并掩盖了初始感染。

建议感染性骨不连时需植入抗生素骨水泥 spacer[3]。每 40 g 骨水泥（PMMA）添加 3 g 万古霉素，酌情加减[9]。

2016 年，Nau 等[12] 用大鼠股骨缺损模型分析了不同抗生素骨水泥对诱导膜的影响。组织学分析显示，Palacos 骨水泥 + 庆大霉素组诱导膜的厚度从 2 周（553 μm）到 6 周（774 μm）显著增加，而 Copal 骨水泥 + 庆大霉素 + 克林霉素组（682 ~ 329 μm）和 Copal Spacem 骨水泥组（916 ~ 371 μm）诱导膜的厚度显著降低。2 周和 4 周后，Copal 骨水泥 + 庆大霉素 + 克林霉素组（71%，80%）和 Copal Spacem 骨水泥组（82%，81%）的弹性纤维比例显著高于 Palacos 骨水泥 + 庆大霉素组（56%，57%）和 Copal 庆大霉素 + 万古霉素组（63%，69%）。然而，这些差异在 6 周后就不明显了。

目前，在骨水泥中添加抗生素是有争议的。

2017 年，Masquelet 发布了关于使用抗生素骨水泥 spacer 的新建议[13]：

（1）抗生素混入骨水泥后可能没有抗菌活性，甚至可能增加细菌的耐药性。

（2）某些抗生素可能会影响诱导膜的特性[12]，但尚不清楚它们是否会改变膜的生物特性。

（3）应用没有抗生素的骨水泥后无感染复发预示着感染控制良好。

另一误解是认为抗生素骨水泥能够治疗骨感染，并可减少清创的次数。Masquelet[13] 认为骨水泥的某些成分可刺激成膜，因此他坚持使用硫酸钡骨水泥，因为这种骨水泥刺激性最强，且放射显影。

近期文献系统回顾和 Meta 分析显示，骨水泥 spacer 中无论是否加入抗生素，骨愈合率无差异[14]。

4. 骨水泥塑成什么形状？

T1 期用带锁髓内钉固定时，钉周放置骨水泥效果良好[3]（图 6-3）。

2015 年，Chadayammury 等[15]认为骨水泥柱优于骨水泥珠，因为珠成膜不规则。骨水泥柱可占据空间，防止纤维组织长入，这比骨水泥珠各自成膜更好[9]。

2017 年，Qiu 等[16]研究了 40 名患者，发现骨水泥柱和骨水泥珠在感染控制率上无明显差别，骨水泥柱适用于较大的节段性骨缺损和部分性骨缺损，而骨水泥珠不适合填充较大的或节段性的骨缺损。

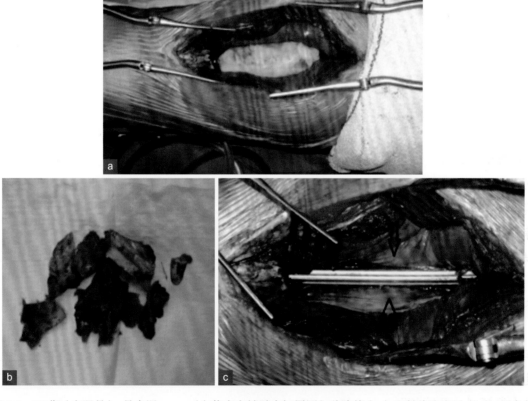

图 6-3　T2 期（右股骨）。骨水泥 spacer（包绕在交锁髓内钉周围）移除前（a）和敲碎取出后（b）。黑色箭头示诱导膜包成的有生物活性的空腔。摘自 Michaël Bourgeois 博士的论文（2019 年 9 月）

Masquelet 指出骨水泥有三种应用形状 [13]：

（1）最常用的是圆柱状置于骨缺损内，必须在凝固前塑形。

（2）对于小的局部骨缺损，使用骨水泥珠在 T2 期更容易去除。骨水泥珠也能诱导成膜，其膜的骨愈合能力不逊于骨水泥柱。

（3）第三种为凹面鹅卵石形，用于治疗顽固性无骨质缺失的骨不连。在骨不连周围放置鹅卵石状或瓦片状骨水泥，可诱导成膜，便于在纺锤样的空腔中植骨。

5. 骨水泥有什么物理特性?

骨水泥具有机械强度、疲劳强度（随时间变化的强度）、压缩强度（加载强度）、冲击强度、弯曲强度（弯曲应力强度）和蠕变强度（剪切力和压缩力组合的强度）[17]。

骨水泥还具有黏弹性。它的杨氏弹性模量是皮质骨的 10 倍 [6]。

黏度是测量流体抵抗变形的能力。不同类型的骨水泥根据其黏度定义如下：

（1）低黏度：混合和暂停阶段长，工作阶段短，3 分钟内快速固化。

（2）中黏度：静止或暂停阶段长，工作阶段较长，固化时间不到 3 分钟。

（3）高黏度：混合和暂停阶段短，工作阶段长，2 分钟内快速固化。

Luangphakdy 等 [18] 在山羊模型中比较糙面 spacer（具有 2 mm × 2 mm 的线性凹槽）和光面 spacer 形成的诱导膜。显微断层扫描和组织学分析显示，二者无差异。Gaio 等 [19] 从微观层面评估了骨水泥与钛等 spacer 在大鼠股骨缺损模型中的表现，比较了光面（≈ 1 μm）与糙面（≈ 8 μm）的差别，发现糙面形成的诱导膜更柔韧（即在植骨过程中更柔软、更易塑形）。但分析各组诱导膜的成分发现：Ⅰ 型胶原蛋白和弹性蛋白含量无显著性差异。之后，Toth 等 [20] 认为 spacer 粗糙会引起炎性因子（如 IL-6）增加，诱导膜变薄。因此，光面骨水泥可以提高骨愈合率。

骨水泥中存在孔隙，有小孔（小于 1 mm）或大孔（大于 1 mm），比例不同、疲劳强度不同，因而骨水泥的机械性能也不同。

巴黎军事生物医学研究所研究了骨水泥的表面特征。实验假设微环境不良的诱导膜有利于促纤维化而不利于骨修复。他们使用多孔骨水泥（添加羧甲基纤维素盐使骨水泥表面产生孔隙，直径 120 ～ 180 μm），以增加其亲水性和细胞黏附性（图 6-4）。制作股骨干缺损 0.5 cm 的大鼠模型，显示多孔骨水泥可以更好地诱导膜募集异物巨细胞。这些细胞有调节微环境、炎症以及诱导膜内纤维化的作用。因此，该研究强调了 T1 期骨水泥物理特性的重要性。

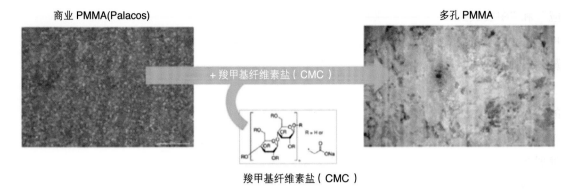

图 6-4　使用标准骨水泥和添加羧甲基纤维素盐的多孔骨水泥的显微镜图。摘自巴黎 2018 年外科学院 IRBA Marjorie Durand 博士的报告

6. 临床实践

过去几年，本团队应用膜诱导技术治疗了大量成人或儿童的上下肢和下颌骨的骨缺损，积累了丰富的经验[21-26]。

早期，我们简单地将骨水泥置入注射器中制作成型，骨水泥略小于骨干缺损，这样在骨水泥聚合时，可保护周围组织不受高温灼烧[27]。

我们对 T2 期手术（4.2 ~ 14.7 个月）时采集的诱导膜样本进行了前瞻性生物学特性分析（$n=7$），此外还发表了一篇回顾性队列分析（$n=34$）[28, 29]（见本书第 7 章的表 7-1 和图 7-1、图 7-2、图 7-3）。

（1）1 ~ 20 号患者，骨水泥 spacer 有的添加了抗生素，有的没有添加；21 号以后的患者，则根据法国医学界 2012 年的建议，仅使用了庆大霉素骨水泥 spacer。可疑感染者加用口服抗生素。

（2）队列分析结果（$n=34$）没有发现抗生素骨水泥与骨愈合质量及速度间有联系。

（3）对有或无抗生素的骨水泥植入后形成的诱导膜进行组织学分析（$n=3$），发现两者形成的诱导膜没有显著差异；第 24 号患者（抗生素骨水泥）的诱导膜稍薄，他经历了两次 T1 期手术。第 25 号患者（抗生素骨水泥）的炎症反应有限。由于数据太少，无法得出确切结论，但似乎抗生素骨水泥引起的炎症反应与无抗生素骨水泥引起的炎症反应略有不同。

7. 结论与方向：寻找理想的 spacer

除了 spacer 的性状和成分外，异物炎症反应是膜诱导技术成功的关键。在"强烈炎症反应"和"中度炎症反应"之间找到平衡点是很重要的。因此，如前所述，尽管抗生素的存在可能减轻炎症反应，但骨水泥无论是否添加抗生素，似乎都不会对异物反应的结果造成严重影响。

最近的研究 [30] 表明，骨水泥 spacer 会影响接触的骨断端，同时诱导异物反应和诱导膜的形成。骨缺损处的 B 细胞提示长节段截骨术后存在局部慢性炎症。换言之，骨水泥 spacer 本身可以启动骨和诱导膜中的成骨反应，而免疫系统的激活导致节段性缺损无法愈合，从而发展成为骨不连。

在动物模型和临床实践中，我们为了增加骨水泥和周围组织之间的接触面积而在骨水泥表面开槽，但无显著效果。

从这个角度来看，迄今为止唯一有助于阐明和改进膜诱导技术的方法可能是使用支架（scaffold），可确保成功和（或）避免自体骨移植或再次手术。

Ma 等 [31] 用大鼠模型研究了 PMMA 替代物对诱导膜生物学的影响，发现：6 周后，硫酸钙（CS）诱导膜的成骨和新生血管膜活性高于 PMMA 组，似乎诱导膜更厚。产生的 TGF-β1、VEGF 和 BMP-2 等生长因子相似，但骨诱导力更胜一筹。此外，CS 组还观察到一定的软骨内成骨。d-PTFE [32] 或聚 PGLA（乳酸 -CO- 乙醇酸）[33] 诱导膜的性能也类似于 PMMA。

同理，McBride-Gagyi 等 [20] 比较了 PMMA、钛（Ti）和聚乙烯醇海绵（PVA）在膜诱导条件下产生的膜的形态、生长因子表达和细胞结构，以及二期骨再生情况。他们假设：Ti 和 PVA 诱导膜更有利于二期骨再生。结果发现：大鼠植入 spacer 4 周后，PMMA 和 Ti 的 spacer 产生了双层膜，有利于原始皮层骨的形成 [20]。内层为非双折射层，富含 BMP-2、TGF-β、VEGF 和 IL-6；外层为双折射层，稍厚。尽管相似，但 PMMA 诱导膜比 Ti 诱导膜提供了更好的骨再生环境。PVA spacer 没有形成单独的膜，也不能促进二期骨再生。所有这些结果表明，受区的初始环境对骨再生有显著影响。

当然，膜的作用不仅仅是一个屏障 [20, 34]。如能明确诱导膜作用的关键性、决定性因素，那么该技术的临床应用可以进一步完善，并可开发出组织工程产品，最好无须自体骨移植仅需一期手术就可完成重建。

正如本书第 7 章末尾所讨论的，我们已经探索了该方法 10 余年 [35-44]。

（F. Gindraux, M. Bourgeois, I. Pluvy, F. Loisel, P. Sergent, G. Leclerc,
B. De Billy, F. Auber, L. Obert 著　石　健译）

参考文献

[1] Masquelet AC, Fitoussi F, Begue T, Muller GP. Reconstruction of the long bones by the induced membrane and spongy autograft. *Ann Chir Plast Esthet* 2000, 45(3): 346-353.

[2] Klaue K, Knothe U, Anton C, Pfluger DH, Stoddart M, Masquelet AC, Perren SM. Bone regeneration in long bone defects: tissue compartmentalisation? In vivo study on bone defects in sheep. *Injury* 2009, 40 Suppl 4: S95-102.

[3] Giannoudis PV, Faour O, Goff T, Kanakaris N, Dimitriou R. Masquelet technique for the treatment of bone defects: tips-tricks and future directions. *Injury* 2011, 42(6): 591-598.

[4] Webb JCJ, Spencer RF. The role of polymethylmethacrylate bone cement in modern orthopaedic surgery. *The Journal of Bone and Joint Surgery British Volume* 2007, 89(7): 851-857.

[5] Maîtrise Orthopédique » Articles » Le ciment acrylique osseux : historique, caractéristiques et propriétés physiques [Internet]. [cité 30 juill 2018]. Disponible sur: https: //www.maitrise-orthopedique.com/articles/le-ciment- acrylique- osseux- historique-caracteristiques-etproprietes- physiques-426.

[6] El Banna S, Chappuis J, El Banna S. Le rôle du ciment en orthopédie The rôle of bone cément in orthopaedic surgery Revue Médicale de Bruxelles, volume 29, 546- 51, 2008. *Revue medicale de Bruxelles* 2008.

[7] Passuti N, Gouin F. Les ciments aux antibiotiques dans la chirurgie orthopédique. *Revue du Rhumatisme* 2003, 70(5): 371-378.

[8] Cakarer S, Selvi F, Isler SC, Olgac V, Keskin C. Complication of polymethylmethacrylate bone cement in the mandible. *The Journal of Craniofacial Surgery* 2010, 21(4): 1196-1198.

[9] Mauffrey C, Hake ME, Chadayammuri V, Masquelet AC. Reconstruction of Long Bone Infections Using the Induced Membrane Technique: Tips and Tricks. *J Orthop Trauma* 2016, 30(6): e188-193.

[10] Wang J, Yin Q, Gu S, Wu Y, Rui Y. Induced membrane technique in the treatment of infectious bone defect: A clinical analysis. *Orthop Traumatol Surg Res* 2019, 105(3): 535-539.

[11] Masquelet AC, Gaillard J, Boutroux P, Beauthier-Landauer V, Cambon-Binder A. La technique de la membrane induite « engainante » pour le traitement des pseudarthroses rebelles sans perte de substance osseuse et le renforcement des reconstructions osseuses segmentaires fragiles. Rapport préliminaire. *Annales de chirurgie plastique esthétique* 2020 May 16, S0294- 1260(20)30055-8.

[12] Nau C, Seebach C, Trumm A, Schaible A, Kontradowitz K, Meier S, Buechner H, Marzi I, Henrich D. Alteration of Masqueletís induced membrane characteristics by different kinds of antibiotic enriched bone cement in a critical size defect model in the ratís femur. *Injury* 2016, 47(2): 325-334.

[13] Masquelet AC. Induced Membrane Technique: Pearls and Pitfalls. *J Orthop Trauma* 2017, 31 Suppl 5: S36-S38.

[14] Chen-An H, Shih-Heng C, Soa-Yu C, Yi-Hsun Y. The Induced Membrane Technique for the Management of Segmental Tibial Defect or Nonunion: A Systematic Review and Meta-Analysis. *BioMed Research International* 2020, Article ID 5893642: 9 pages.

[15] Chadayammuri V, Hake M, Mauffrey C. Innovative strategies for the management of long bone infection: a review of the Masquelet technique. *Patient Safety in Surgery* 2015, 9: 32: 1-10.

[16] Qiu XS, Chen YX, Qi XY, Shi HF, Wang JF, Xiong J. Outcomes of cement beads and cement spacers in the treatment of bone defects associated with post-traumatic osteomyelitis. *BMC Musculoskelet Disord* 2017, 18(1): 256.

[17] Fatigue testing and performance of acrylic bone-cement materials: state-of-the-art review. - PubMed - NCBI.

[18] Luangphakdy V, Elizabeth Pluhar G, Piuzzi NS, DíAlleyrand JC, Carlson CS, Bechtold JE, Forsberg J, Muschler GF. The Effect of Surgical Technique and Spacer Texture on Bone Regeneration: A Caprine Study Using the Masquelet Technique. *Clin Orthop Relat Res* 2017, 475(10): 2575-2585.

[19] Gaio N, Martino A, Toth Z, Watson JT, Nicolaou D, McBride-Gagyi S. Masquelet technique: The effect of altering implant material and topography on membrane matrix composition, mechanical and barrier properties in a rat defect

model. *J Biomech* 2018, 72: 53-62.

[20] Toth Z, Roi M, Evans E, Watson JT, Nicolaou D, McBride-Gagyi S. Masquelet Technique: Effects of Spacer Material and Micro-topography on Factor Expression and Bone Regeneration. *Ann Biomed Eng* 2019, 47(1): 174-189.

[21] Flamans B, Pauchot J, Petite H, Blanchet N, Rochet S, Garbuio P, Tropet Y, Obert L. Use of the induced membrane technique for the treatment of bone defects in the hand or wrist, in emergency. *Chir Main* 2010, 29(5): 307- 314.

[22] Masquelet AC, Obert L. Induced membrane technique for bone defects in the hand and wrist. *Chir Main* 2010, 29 Suppl 1: S221-224.

[23] Zappaterra T, Ghislandi X, Adam A, Huard S, Gindraux F, Gallinet D, Lepage D, Garbuio P, Tropet Y, Obert L. Induced membrane technique for the reconstruction of bone defects in upper limb. A prospective single center study of nine cases. *Chir Main* 2011, 30(4): 255-263.

[24] Villemagne T, Bonnard C, Accadbled F, LíKaissi M, de Billy B, Sales de Gauzy J. Intercalary segmental reconstruction of long bones after malignant bone tumor resection using primary methyl methacrylate cement spacer interposition and secondary bone grafting: the induced membrane technique. *J Pediatr Orthop* 2011, 31(5): 570-576.

[25] Zwetyenga N, Fricain JC, De Mones E, Gindraux F: Induced membrane technique in oral & maxillofacial reconstruction. *Rev Stomatol Chir Maxillofac* 2012, 113(4): 231-238.

[26] Moris V, Loisel F, Cheval D, See LA, Tchurukdichian A, Pluvy I, Gindraux F, Pauchot J, Zwetyenga N, Obert L. Functional and radiographic evaluation of the treatment of traumatic bone loss of the hand using the Masquelet technique. *Hand Surg Rehabil* 2016, 35(2): 114-121.

[27] Pauchot J, Sergent AP, Leclerc G, Pluvy I, Obert L. Use of a formwork in the induced membrane technique: Relevance and technical note. *Hand Surg Rehabil* 2016, 35(3): 165-167.

[28] Gindraux F, Loisel F, Bourgeois M, Oudina K, Melin M, de Billy B, Sergent P, Leclerc G, Petite H, Auber F et *al*. Correction to: Induced membrane maintains its osteogenic properties even when the second stage of Masqueletís technique is performed later. *Eur J Trauma Emerg Surg* 2020, 46(2): 313-315.

[29] Gindraux F, Loisel F, Bourgeois M, Oudina K, Melin M, de Billy B, Sergent P, Leclerc G, Petite H, Auber F et *al*. Induced membrane maintains its osteogenic properties even when the second stage of Masqueletís technique is performed later. *Eur J Trauma Emerg Surg* 2020, 46(2): 301-312.

[30] Gohel N, Senos R, Goldstein SA, Hankenson KD, Hake ME, Alford AI. Evaluation of global gene expression in regenerate tissues during Masquelet treatment. *J Orthop Res* 2020.

[31] Ma YF, Jiang N, Zhang X, Qin CH, Wang L, Hu YJ, Lin QR, Yu B, Wang BW. Calcium sulfate induced versus PMMA-induced membrane in a critical-sized femoral defect in a rat model. *Sci Rep* 2018, 8(1): 637.

[32] Altiparmak N, Akdeniz SS, Akcay YE, Bayram B, Araz K. Experimental assessment of histological and biological properties of the induced membrane and the membrane formed around the d-PTFE membrane: A pilot study. *J Stomatol Oral Maxillofac Surg* 2020, 121(2): 140-145.

[33] Yi-Hsun Y, Ren-Chin W, Demei L, Che-Kang C, Shih- Jung L. Artificial Membrane Induced by Novel Biodegradable Nanofibers in the Masquelet Procedure for Treatment of Segmental Bone Defects. *Journal of Nanomaterials* 2018, 2018: 1-8.

[34] McBride-Gagyi S, Toth Z, Kim D, Ip V, Evans E, Watson JT, Nicolaou D. Altering spacer material affects bone regeneration in the Masquelet technique in a rat femoral defect. *J Orthop Res* 2018.

[35] Obert L, Genestier L, Froidevaux L, Averlant E, Laurent R, Wajszczak L, Zwetyenga N, Pouthier F, Malugani C, Gindraux F. Amniotic membrane for bone repair? Reflection around of the Masquelet technique to one stage / Membrane amniotique pour la réparation osseuse ? Réflexion autour de la simplification de la technique de Masquelet à une chirurgie. In: *Technique de Masquelet* Sauramps Médical. 2012.

[36] Gindraux F, Rondot T, de Billy B, Zwetyenga N, Fricain JC, Pagnon A, Obert L. Similarities between induced membrane and amniotic membrane: Novelty for bone repair. *Placenta* 2017, 59: 116-123.

[37] Gindraux F, Romain L, Nicod L, de Billy B, Meyer C, Zwetyenga N, Wajszczak L, Garbuio P, Obert L. Human Amniotic Membrane: Clinical Uses, Patents and Marketed Products. *Recent Patents on Regenerative Medicine* 2013,

3(3): 193-214.

[38] Laurent R, Nallet A, Obert L, Nicod L, Gindraux F. Storage and qualification of viable intact human amniotic graft and technology transfer to a tissue bank. *Cell Tissue Bank* 2014, 15(2): 267-275.

[39] Laurent R, Nallet A, de Billy B, Obert L, Nicod L, Meyer C, Layrolle P, Zwetyenga N, Gindraux F: Fresh and in vitro osteodifferentiated human amniotic membrane, alone or associated with an additional scaffold, does not induce ectopic bone formation in Balb/c mice. *Cell Tissue Bank* 2017, 18(1): 17-25.

[40] Gindraux F, Obert L, Meyer C, Nicod L, Zwetyenga N, de Billy B: La membrane amniotique en régénération osseuse - Bilan apre s 7 années de recherche. *La Gazette de la Société Française d'Orthopédie Pédiatrique* n°49 mars - avril 2018, Commission paritaire en cours - N° ISSN en cours: 14-17.

[41] Gualdi T, Laurent R, Moutarlier V, Fenelon M, Nallet A, Pouthier F, Obert L, de Billy B, Meyer C, Gindraux F. In vitro osteodifferentiation of intact human amniotic membrane is not beneficial in the context of bone repair. *Cell Tissue Bank* 2019, 20(3): 435-446.

[42] Fenelon M, Chassande O, Kalisky J, Gindraux F, Brun S, Bareille R, Ivanovic Z, Fricain JC, Boiziau C: Human amniotic membrane for guided bone regeneration of calvarial defects in mice. *J Mater Sci Mater Med* 2018, 29(6): 78.

[43] Fenelon M, D BM, Siadous R, Gremare A, Delmond S, Durand M, Brun S, Catros S, Gindraux F, LíHeureux N et *al.* Comparison of the impact of preservation methods on amniotic membrane properties for tissue engineering applications. *Mater Sci Eng C Mater Biol Appl* 2019, 104: 109903.

[44] Fenelon M, Etchebarne M, Siadous R, Gremare A, Durand M, Sentilhes L, Torres Y, Catros S, Gindraux F, LíHeureux N et *al.* Assessment of fresh and preserved amniotic membrane for guided bone regeneration in mice. *J Biomed Mater Res A* 2020, 108(10): 2044-2056.

第7章

T1-T2 期间隔延长会影响疗效吗

1. 引言

如前所述，膜诱导技术（也称为"Masquelet 技术"）是一种重建节段性骨缺损的手术，需分两阶段完成[1]。目前，对 T2 期手术时机以及该时机对骨愈合质量和速度的影响尚有争议。根据已发表的文献，T2 期手术通常在 T1 期后数周到数月（平均 3 个月）进行，骨完全愈合时间平均在 8.5（6~17）个月后[1]，但临床愈合可在 3~39.5 个月后才出现[2]。

本章结合临床和实验研究，讨论 T1-T2 期手术间隔时长的意义。

2. 两期手术的理想间隔时间：假设与验证

Masquelet[1] 主张两期手术间隔期为 1.5~2 个月，并进行了系列研究，以确定间隔时间对骨愈合质量和速度的影响。

2013 年，对大鼠和人的节段性骨缺损诱导膜生物学特性分别有两项研究，结论一致：随时间推移，膜组织促新生血管和成骨的能力逐渐下降，因此建议两期手术的最佳间隔时间为 1 个月[3,4]。在此基础上，Henrich 等[3] 假设骨愈合时间远短于 3~9 个月。此后，在人和动物（兔和大鼠）中继续研究，间隔期从 2 周到 2 个月不等[5-7]。但这些研究都有局限性：一是没有研究骨水泥 spacer 在体时间与骨愈合时间的相关性，只有一篇文章提到两期手术间隔为 1.5~2 个月，平均骨愈合时间为 6.2 个月[5]。二是采样时间：我们知道最迟的采样时间应为 4.5 个月，而 Aho 等[4] 将采样时间延迟到 33 个月。

2015 年，Taylor 等[8] 回顾了 69 例患者，T1-T2 期手术间隔大部分为 2 个月，82.6% 在植骨后平均 6.65（±7.3）个月骨愈合。作者无法确定两期手术的最佳间隔时间，其中 5 例患者间隔期大于 5 个月，其诱导膜的厚度和质量都下降。

3. 临床实践

过去几年，本团队应用膜诱导技术治疗了大量成人或儿童的上下肢和下颌骨的骨缺损，积累了丰富的经验[9-14]。长骨缺损平均6个月后行T2期手术——这是软组织愈合、控制感染、恢复关节运动（特别是上肢）所需要的时间。虽然我们的两期手术间隔超过了建议的1个月[8]，但从未发现骨愈合有延迟。因此，我们推测：即使T2期手术延迟进行，诱导膜仍具有生物活性，骨愈合时间与两期手术间隔长短无关。

我们在延迟的T2期手术（4.2~14.7个月）中采集诱导膜并进行生物学特性的前瞻性分析（n=7）[15, 16]（表7-1）。分析了诱导膜（平均6个月）中分离出的细胞表型和功能，发现了具有体外成骨能力的间充质干细胞[17]。组织学和免疫组化分析显示，14.7个月的诱导膜没有矿化。其他作者[4, 5]也发现膜也没有软骨内骨化和新生骨（图7-1、图7-2、图7-3）。因此，我们无法得出"随着时间延长（4.2~14.7个月），诱导膜的性质和功能变化"这一结论。我们猜测诱导膜并非只是缺乏血管的成熟组织，而是一种多功能纤维修复组织，具有形成软骨和骨的能力，并能够在4.2个月内转化成骨[4]（图7-1、图7-2、图7-3）。

我们还回顾比较了骨愈合所需的时间与T1-T2期间隔长短的关系（n=34）[15, 16]。T1期手术后平均5.8（1.2~14.7）个月行T2期手术，骨愈合时间平均为7.6（2.5~49.9）个月（n=26）。本组骨愈合的平均时间（7.6个月）与其他报道（7~10.5个月）相似，但他们T2期手术时间更早（T1期手术后1~2个月）[18-21]。

有趣的是，本组前臂骨缺损的患者（n=6），骨愈合时间平均为4（2.3~6.3）个月，两期手术间隔平均7.4（4.9~13.8）个月[22]。这些结果表明：部位不同，骨愈合时间可能不同[23]。

表 7-1　患者信息数据统计

患者编号	性别	年龄（岁）	缺损长度（mm）	缺损部位	缺损原因	感染	初始固定	T1 期 骨水泥 spacer	T1-T2 期间隔时间（月）	T1-T2 期间隔时间（月）（仅骨愈合患者）	T2 期 骨愈合时间（月）	T2 期 骨愈合时间（月）（有生物学研究的患者）	生物学研究
			n=34	n=34			n=34	n=34	n=29	n=26（仅骨愈合者）	n=26	n=6（有生物学研究的患者）	n=6
P1	男	64	60	胫骨	开放性骨折		髓内钉	不含抗生素	2	x	x		
P2	男	20	110	股骨	创伤		髓内钉	含庆大霉素	2	2	44.5		
P3	男	56	20	肱骨	感染性骨不连	是	1 锁定加压板	不含抗生素 + 口服抗生素	2.9	2.9	49.9		
P4	男	61	48	桡骨	腕关节关节炎	是	1 锁定加压板	不含抗生素 + 口服抗生素	13.8	13.8	6.5		
P5	男	49	110	胫骨	感染性骨不连	是	外固定架	不含大霉素 + 口服抗生素	6	6	24.3		
P6	女	24	75	股骨	感染性骨不连	是	髓内钉	含庆大霉素	2.6	2.6	40.6		
P7	男	53	91	肱骨	肿瘤切除		髓内钉 +1 锁定加压板	不含抗生素	6.3	6.3	10.7		
P8	男	26	49.5	桡骨	无菌性骨不连		1 锁定加压板 +1 普通钢板	不含抗生素	4.9	4.9	7		
P9	男	58	85	胫骨	感染性骨不连	是	2 锁定加压板	不含抗生素 + 口服抗生素	6.1	x	x	x	Ph. O. H
P10	男	17	53	尺骨	孟氏骨折（开放）		1 锁定加压板 +1 普通钢板	不含抗生素	7.2	7.2	6.3	6.3	Ph. O. H
P11	男	51	32	肱骨远端	感染性骨不连	是	2 锁定加压板	不含抗生素 + 口服抗生素	5.6	5.6	10.9	10.9	Ph. O. H
P12	女	27	53	桡骨	肿瘤切除		1 锁定加压板 +1 普通钢板	不含抗生素	4.9	4.9	2.5	2.5	Ph. O. H
P13	女	63	69	肱骨	无菌性骨不连		2 锁定加压板	不含抗生素	4.2	4.2	23.9	23.9	H. IHC
P14	女	56	67	股骨	肿瘤切除		无	不含抗生素	6.1	6.1	10.2		
P15	男	45	22.7	肱骨	无菌性骨不连		髓内钉 +2 锁定加压板	不含抗生素	7	7	11.4		
P16	男	26	86	股骨	创伤		髓内钉	含庆大霉素	3.2	3.2	8		
P17	女	61	33	胫骨	感染性骨不连	是	无	含卡那霉素和红霉素	4.8	4.8	4.9		
P18	男	25	92	胫骨 + 跟骨	创伤		髓内钉	不含抗生素	4.7	4.7	9.7		
P19	男	41	35	肱骨	无菌性骨不连		2 普通钢板	不含抗生素	9.6	9.6	13.8		

（续表）

患者编号	性别	年龄(岁)	缺损长度(mm)	缺损部位	缺损原因	感染	初始固定	T1期 骨水泥 spacer	T1-T2 期间隔时间(月)	T1-T2 期间隔时间(月)	骨愈合时间(月)	T2 期 骨愈合时间(月)	生物学研究
P20	男	47	68	胫骨	感染性骨不连	是	髓内钉	含庆大霉素+口服抗生素	7.8	7.8	6.2		
P21	男	78	32	尺骨	创伤		1 锁定加压板	含庆大霉素	6	6	4.3		
P22	男	39	99	股骨	无菌性骨不连		髓内钉	含庆大霉素	4.2	4.2	10.5		
P23	女	62	44	股骨	感染性骨不连	是	髓内钉 +1 锁定加压板	含庆大霉素+口服抗生素	7.7	7.7	7.2		
P24	男	48	71	胫骨	感染性骨不连	是	髓内钉	含庆大霉素+口服抗生素	13.5	13.5	6.5	6.5	H.IHC
P25	男	50	72	胫骨	骨髓炎	是	髓内钉	含庆大霉素+口服抗生素	14.7	14.7	6	6	H.IHC
P26	女	83	111	胫骨	肿瘤切除		髓内钉 +1 锁定加压板	含庆大霉素	-	-	-		
P27	男	38	111	胫骨	骨髓炎	是	髓内钉 +1 锁定加压板	含庆大霉素+口服抗生素	6.5	x	x		
P28	男	21	64.2	股骨	感染性骨不连	是	1 锁定加压板	含万古霉素+口服抗生素	1.2	1.2	6		
P29	女	53	59.7	胫骨	无菌性骨不连	是	1 锁定加压板	含庆大霉素	-	-	-	，	
P30	男	46	79.6	胫骨	踝关节骨关节炎	是	髓内钉	含庆大霉素+口服抗生素	-	-	-		
P31	女	27	67.3	股骨	创伤	是	髓内钉	含庆大霉素+口服抗生素	8.1	8.1	5.5		
P32	男	52	48.3	胫骨	感染性骨不连	是	1 锁定加压板	含庆大霉素+口服抗生素	2.6	2.6	4.6		
P33	女	67	123	股骨	肿瘤切除		髓内钉 +1 锁定加压板	含庆大霉素	-	-	-		
P34	男	22	45	胫骨	感染性骨不连	是	髓内钉	含庆大霉素+口服抗生素	-	-	-		
平均数		45.8	67.2										
SD		17.1	27.2										
中位数									6	5.8	7.6	6.4	
范围									1.2~14.7	1.2~14.7	2.5~49.9	2.5~23.9	

P：患者，Ph：表型，O：成骨潜力，IHC：免疫组织化学，SD：标准差，H: 组织学，IHC: 免疫组织化学，-：无 T2 期术，x：无骨愈合（引自 [15,16]）。

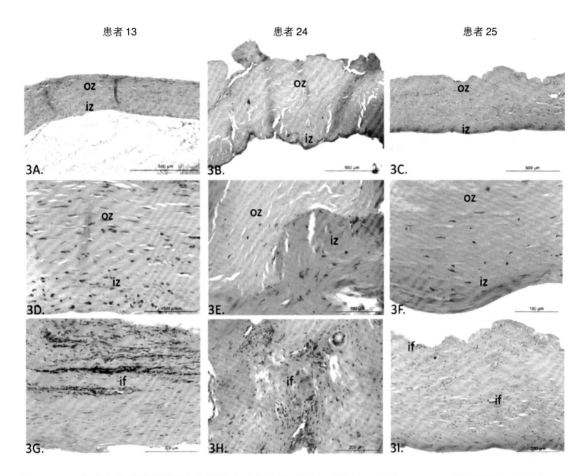

图 7-1 T2 期手术的诱导膜样本组织学染色（苏木精 - 伊红 - 番红）：患者 13，T1-T2 期间隔为 4 个月（3A、3D、3G）；患者 24 为 13.5 个月（3B，3E，3H）；患者 25 为 14.7 个月（3C，3F，3I）。外部区域（oz）是离骨水泥最远的层，内部区域（iz）是离骨水泥最近的层，有一些炎症反应的区域（if）。*：小巨噬细胞群（引自 [15，16]）

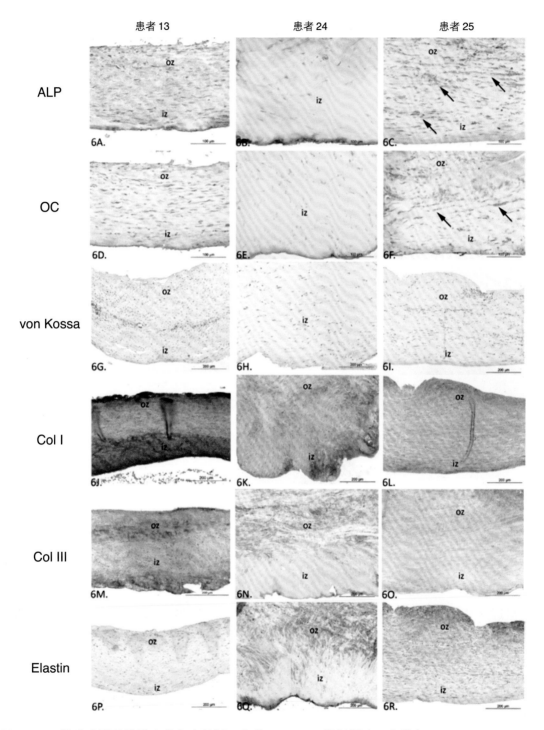

图 7-2　T2 期手术诱导膜样本的免疫标记：患者 13，T1-T2 期间隔为 4 个月（6A、6D、6G、6J、6M、6P）；患者 24 为 13.5 个月（6B、6E、6H、6K、6N、6Q）；患者 25 为 14.7 个月（6C、6F、6I、6L、6O、6R）。抗人碱性磷酸酶（ALP）（6A，6B，6C）、抗人骨钙素（OC）（6D，6E，6F）、显示矿化的 von Kossa 染色（6G，6H，6I）、抗人 I 型胶原蛋白（Col I）（6J，6K，6L）、抗人Ⅲ型胶原蛋白（Col Ⅲ）（6M，6N，6O）和抗人弹性蛋白（6P，6Q，6R）。最外层区域（oz）和最内层区域（iz）（引自 [15，16]）

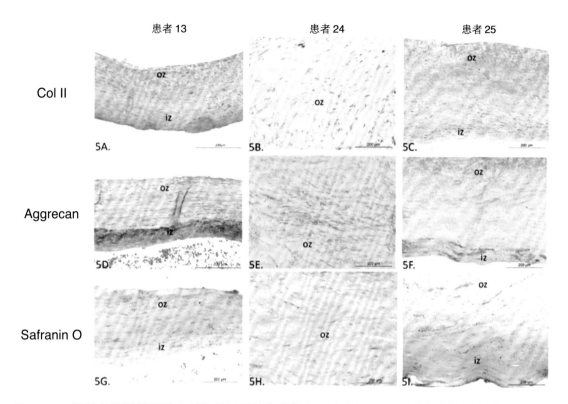

图 7-3　T2 期手术的诱导膜样本行软骨特异性免疫染色：患者 13，T1-T2 期间隔为 4 个月（5A、5D、5G）；患者 24 为 13.5 个月（5B、5E、5H）；患者 25 为 14.7 个月（5C、5F、5I）。抗人Ⅱ型胶原蛋白（Col Ⅱ）（5A、5B、5C）、抗人聚集蛋白聚糖（5D、5E、5F）和 Safranin O 染色（5G、5H、5I）。最外层区域（oz）和最内层区域（iz）（引自 [15,16]）

4. 两期手术间隔长短是否仍然和骨愈合有关?

　　文献普遍倾向于较短的两期手术间隔时间，比我们的实际操作要短很多；但没有文献认为缩短两期手术间隔期会缩短骨愈合时间。

　　最近有学者 [24] 回顾了 41 篇报道，涉及 677 名患者和 680 处骨折，结果 8.2（2.8～12）个月后骨愈合，两期手术间隔时间为 2.5（0.9～5）个月。

　　Baud 等 [23] 最近回顾了 33 名患者，平均骨愈合时间为 10±6.4（3～23）个月，胫骨愈合时间（11.6±6.9 个月）明显长于股骨愈合时间（6.3±2.9 个月）（p=0.025）；两期手术间隔平均为 4.1 个月。

　　同样，一项研究比较两组人群，评估了膜诱导技术治疗伴有血管损伤的骨不连。组一有血管损伤（n=11），组二无血管损伤（n=13）[25]。组一和组二的平均骨愈合时间分别为 10±2.5 个月和 9.6±2.8 个月，两期手术平均间隔分别为 2.8（1.5～4）个月和 1.8（4～2.5）个月。

5. 间隔长短与感染控制有关吗?

近期有学者报道了膜诱导技术在骨髓炎患者中的应用，表明该技术可控制局部感染，是治疗感染性长骨缺损的一个好方法[26]。最近一项 424 例患者的回顾性研究得出了类似的结果[27]。

Raven 等[28] 对 150 例萎缩性和（或）感染性骨不连患者（平均年龄 51.4 岁）的前瞻性研究表明，在感染控制后 1 ~ 1.5 个月行 T2 期手术，平均骨愈合时间为 12.1 ± 7.9 个月，感染组和未感染组间没有显著差异（p=0.097）。

6. 结论与展望：从分期手术到一期手术

与其他报道一致，这些病例的复杂性符合临床实际情况[29]。膜诱导技术的病例系列研究仍然较少。由于病例不同，每个团队的方法又不同（固定方法、植骨技术、术后管理等都不同），所以差异大，很难进行比较[30]。我们的结论是：目前推荐[18,31-33] 的早期（约 1 个月）行 T2 期手术不会加快骨愈合速度[3,4]。这与其他大鼠模型和临床试验的结论相同。尽管两期手术间隔时间很长，植骨后骨断端仍可连接，且不影响最终结果。我们治疗长骨缺损时，两期手术间隔时间不能过短，因为需要时间保证软组织愈合、控制感染和改善邻近关节活动。与早期手术（1.5 个月）[34] 相比，晚点行 T2 期手术（4.5 个月）时许多干细胞、骨、软骨和血管相关基因都增加，一定程度上印证了我们的假设。

10 多年前，我们利用人羊膜（human amniotic membrane，HAM）进行实验，T1 期术中用 HAM 做成诱导腔，力图将膜诱导技术从两期简化为一期；HAM 的组织特性与诱导膜非常相似[35-37]。早期的体外和体内实验已经对 HAM 的表征进行了研究[38-41]。由法国国家健康与安全研究院组织学生物工程实验室（特别是 Mathilde Fenelon 博士）主导的一项合作研究，证实了 HAM 具有诱导骨再生的能力，可与成骨材料（骨替代品、生长因子等）结合使用，以避免自体取骨的各种并发症[42-44]。

（ F. Gindraux, M. Bourgeois, I. Pluvy, F. Loisel, P. Sergent,
G. Leclerc, B. De Billy, F. Auber, L. Obert 著　石　健 译）

参考文献

[1] Masquelet AC, Fitoussi F, Begue T, Muller GP. Reconstruction of the long bones by the induced membrane and spongy autograft. *Ann Chir Plast Esthet* 2000, 45(3): 346-353.

[2] Giannoudis PV, Faour O, Goff T, Kanakaris N, Dimitriou R. Masquelet technique for the treatment of bone defects: tips-tricks and future directions. *Injury* 2011, 42(6): 591-598.

[3] Henrich D, Seebach C, Nau C, Basan S, Relja B, Wilhelm K, Schaible A, Frank J, Barker J, Marzi I. Establishment and characterization of the Masquelet induced membrane technique in a rat femur criticalsized defect model. *J Tissue Eng Regen Med* 2013, 10(10): E382-E396.

[4] Aho OM, Lehenkari P, Ristiniemi J, Lehtonen S, Risteli J, Leskela HV. The mechanism of action of induced membranes in bone repair. *J Bone Joint Surg Am* 2013, 95(7): 597-604.

[5] Cuthbert RJ, Churchman SM, Tan HB, McGonagle D, Jones E, Giannoudis PV. Induced periosteum a complex cellular scaffold for the treatment of large bone defects. *Bone* 2013, 57(2): 484-492.

[6] Liu H, Hu G, Shang P, Shen Y, Nie P, Peng L, Xu H. Histological characteristics of induced membranes in subcutaneous, intramuscular sites and bone defect. *Orthop Traumatol Surg Res* 2013, 99(8): 959-964.

[7] Gouron R, Petit L, Boudot C, Six I, Brazier M, Kamel S, Mentaverri R. Osteoclasts and their precursors are present in the induced-membrane during bone reconstruction using the Masquelet technique. *J Tissue Eng Regen Med* 2014, 11(2): 382-389.

[8] Taylor BC, Hancock J, Zitzke R, Castaneda J: Treatment of Bone Loss With the Induced Membrane Technique: Techniques and Outcomes. *J Orthop Trauma* 2015, 29(12): 554-557.

[9] Flamans B, Pauchot J, Petite H, Blanchet N, Rochet S, Garbuio P, Tropet Y, Obert L. Use of the induced membrane technique for the treatment of bone defects in the hand or wrist, in emergency. *Chir Main* 2010, 29(5): 307- 314.

[10] Masquelet AC, Obert L. Induced membrane technique for bone defects in the hand and wrist. *Chir Main* 2010, 29 Suppl 1: S221-224.

[11] Zappaterra T, Ghislandi X, Adam A, Huard S, Gindraux F, Gallinet D, Lepage D, Garbuio P, Tropet Y, Obert L. Induced membrane technique for the reconstruction of bone defects in upper limb. A prospective single center study of nine cases. *Chir Main* 2011, 30(4): 255-263.

[12] Villemagne T, Bonnard C, Accadbled F, LíKaissi M, de Billy B, Sales de Gauzy J. Intercalary segmental reconstruction of long bones after malignant bone tumor resection using primary methyl methacrylate cement spacer interposition and secondary bone grafting: the induced membrane technique. *J Pediatr Orthop* 2011, 31(5): 570-576.

[13] Zwetyenga N, Fricain JC, De Mones E, Gindraux F. Induced membrane technique in oral & maxillofacial reconstruction. *Rev Stomatol Chir Maxillofac* 2012, 113(4): 231-238.

[14] Moris V, Loisel F, Cheval D, See LA, Tchurukdichian A, Pluvy I, Gindraux F, Pauchot J, Zwetyenga N, Obert L. Functional and radiographic evaluation of the treatment of traumatic bone loss of the hand using the Masquelet technique. *Hand Surg Rehabil* 2016, 35(2): 114-121.

[15] Gindraux F, Loisel F, Bourgeois M, Oudina K, Melin M, de Billy B, Sergent P, Leclerc G, Petite H, Auber F et *al*. Correction to: Induced membrane maintains its osteogenic properties even when the second stage of Masqueletís technique is performed later. *Eur J Trauma Emerg Surg* 2020, 46(2): 313-315.

[16] Gindraux F, Loisel F, Bourgeois M, Oudina K, Melin M, de Billy B, Sergent P, Leclerc G, Petite H, Auber F et *al*. Induced membrane maintains its osteogenic properties even when the second stage of Masqueletís technique is performed later. *Eur J Trauma Emerg Surg* 2020, 46(2): 301-312.

[17] Obert L, Nallet A, Melin M, Zwetyenga N, Gindraux F: Histological, immunological and in vitro analysis of human induced membrane. In: Technique de Masquelet. Edited by medical S; 2012: 81-92.

[18] Mauffrey C, Hake ME, Chadayammuri V, Masquelet AC. Reconstruction of Long Bone Infections Using the Induced

Membrane Technique: Tips and Tricks. *J Orthop Trauma* 2016, 30(6): e188-193.

[19] Olesen UK, Eckardt H, Bosemark P, Paulsen AW, Dahl B, Hede A. The Masquelet technique of induced membrane for healing of bone defects. A review of 8 cases. *Injury* 2015, 46 Suppl 8: S44-47.

[20] Gupta G, Ahmad S, Mohd Z, Khan AH, Sherwani MK, Khan AQ. Management of traumatic tibial diaphyseal bone defect by « induced-membrane technique ». *Indian J Orthop* 2016, 50(3): 290-296.

[21] Azi ML, Teixeira AA, Cotias RB, Joeris A, Kfuri M, Jr. Membrane Induced Osteogenesis in the Management of Posttraumatic Bone Defects. *J Orthop Trauma* 2016, 30(10): 545-550.

[22] Bourgeois M, Loisel F, Bertrand D, Nallet J, Gindraux F, Adam A, Lepage D, Sergent P, Leclerc G, Rondot T et *al*. Management of forearm bone loss with induced membrane technique. *Hand Surg Rehabil* 2020, 39(3): 171-177.

[23] Baud A, Flecher X, Rochwerger RA, Mattei JC, Argenson JN. Comparing the outcomes of the induced membrane technique between the tibia and femur: Retrospective single-center study of 33 patients. *Orthop Traumatol Surg Res* 2020.

[24] Meng M. Mixed results with the Masquelet technique: A fact or a myth? *Injury* 2020, 51: 132-135.

[25] Inci F, Yildirim AO, Kocak C, Yavuz IA, Ceyhan E, Oken OF, Aksahin E. Treatment strategies of defect nonunion with vascular damaged by induced membrane technique: Is two-stage treatment sufficient? *Injury* 2020, 51(4): 1103-1108.

[26] Careri S, Vitiello R, Oliva MS, Ziranu A, Maccauro G, Perisano C. Masquelet technique and osteomyelitis: innovations and literature review. *Eur Rev Med Pharmacol Sci* 2019, 23(2 Suppl): 210-216.

[27] Wang X, Wang S, Fu J, Sun D, Shen J, Xie Z. Risk factors associated with recurrence of extremity osteomyelitis treated with the induced membrane technique. *Injury* 2020, 51(2): 307-311.

[28] Raven TF, Moghaddam A, Ermisch C, Westhauser F, Heller R, Bruckner T, Schmidmaier G. Use of Masquelet technique in treatment of septic and atrophic fracture nonunion. *Injury* 2019, 50 Suppl 3: 40-54.

[29] Morelli I, Drago L, George DA, Gallazzi E, Scarponi S, Romano CL. Masquelet technique: myth or reality? A systematic review and meta-analysis. *Injury* 2016, 47 Suppl 6: S68-S76.

[30] McEwan JK, Tribe HC, Jacobs N, Hancock N, Qureshi AA, Dunlop DG, Oreffo RO. Regenerative medicine in lower limb reconstruction. *Regen Med* 2018, 13(4): 477-490.

[31] Wong TM, Lau TW, Li X, Fang C, Yeung K, Leung F. Masquelet technique for treatment of posttraumatic bone defects. *ScientificWorldJournal* 2014, 2014: 710302.

[32] Gouron R. Surgical technique and indications of the induced membrane procedure in children. *Orthop Traumatol Surg Res* 2016, 102(1 Suppl): S133-139.

[33] Mauffrey C, Giannoudis PV, Conway JD, Hsu JR, Masquelet AC. Masquelet technique for the treatment of segmental bone loss have we made any progress? *Injury* 2016, 47(10): 2051-2052.

[34] Gruber HE, Ode G, Hoelscher G, Ingram J, Bethea S, Bosse MJ. Osteogenic, stem cell and molecular characterisation of the human induced membrane from extremity bone defects. *Bone Joint Res* 2016, 5(4): 106-115.

[35] Obert L, Genestier L, Froidevaux L, Averlant E, Laurent R, Wajszczak L, Zwetyenga N, Pouthier F, Malugani C, Gindraux F: Amniotic membrane for bone repair? Reflection around of the Masquelet technique to one stage / Membrane amniotique pour la réparation osseuse ? Réflexion autour de la simplification de la technique de Masquelet à une chirurgie. In: *Technique de Masquelet* Sauramps Médical. 2012.

[36] Gindraux F, Rondot T, de Billy B, Zwetyenga N, Fricain JC, Pagnon A, Obert L. Similarities between induced membrane and amniotic membrane: Novelty for bone repair. *Placenta* 2017, 59: 116-123.

[37] Gindraux F, Romain L, Nicod L, de Billy B, Meyer C, Zwetyenga N, Wajszczak L, Garbuio P, Obert L. Human Amniotic Membrane: Clinical Uses, Patents and Marketed Products. *Recent Patents on Regenerative Medicine* 2013, 3(3): 193-214.

[38] Laurent R, Nallet A, Obert L, Nicod L, Gindraux F. Storage and qualification of viable intact human amniotic graft and technology transfer to a tissue bank. *Cell Tissue Bank* 2014, 15(2): 267-275.

[39] Laurent R, Nallet A, de Billy B, Obert L, Nicod L, Meyer C, Layrolle P, Zwetyenga N, Gindraux F: Fresh and in vitro osteodifferentiated human amniotic membrane, alone or associated with an additional scaffold, does not induce ectopic

bone formation in Balb/c mice. *Cell Tissue Bank* 2017, 18(1): 17-25.

[40] Gindraux F, Obert L, Meyer C, Nicod L, Zwetyenga N, de Billy B. La membrane amniotique en régénération osseuse - Bilan apre s 7 années de recherche. *La Gazette de la Société Française d'Orthopédie Pédiatrique* n°49 mars - avril 2018, Commission paritaire en cours - N° ISSN en cours: 14-17.

[41] Gualdi T, Laurent R, Moutarlier V, Fenelon M, Nallet A, Pouthier F, Obert L, de Billy B, Meyer C, Gindraux F. In vitro osteodifferentiation of intact human amniotic membrane is not beneficial in the context of bone repair. *Cell Tissue Bank* 2019, 20(3): 435-446.

[42] Fenelon M, Chassande O, Kalisky J, Gindraux F, Brun S, Bareille R, Ivanovic Z, Fricain JC, Boiziau C. Human amniotic membrane for guided bone regeneration of calvarial defects in mice. *J Mater Sci Mater Med* 2018, 29(6): 78.

[43] Fenelon M, D BM, Siadous R, Gremare A, Delmond S, Durand M, Brun S, Catros S, Gindraux F, LíHeureux N et *al*. Comparison of the impact of preservation methods on amniotic membrane properties for tissue engineering applications. *Mater Sci Eng C Mater Biol Appl* 2019, 104: 109903.

[44] Fenelon M, Etchebarne M, Siadous R, Gremare A, Durand M, Sentilhes L, Torres Y, Catros S, Gindraux F, LíHeureux N et *al*. Assessment of fresh and preserved amniotic membrane for guided bone regeneration in mice. *J Biomed Mater Res A* 2020, 108(10): 2044-2056.

第8章
膜诱导技术在医疗资源不足时的应用技巧

1. 引言

由于操作简单,膜诱导技术特别适合于全身状况较差的患者。对于无法行骨搬移术或带血管蒂骨移植术的经济条件差的患者,是修复骨缺损的唯一手段[1,2]。

在发展中国家,该技术的适应证主要是开放性骨缺损以及感染性骨缺损,常用于创伤性或血源性的慢性骨髓炎[3,4]。由于治疗常被延误,绝大多数患者都有感染性骨缺损。由于病情复杂,即使在完善的医疗条件下都很难处理,技术条件缺乏时更是难上加难。

本章将讨论医疗资源不足时应用膜诱导技术的难点及技巧。

2. 难点一:预先控制感染

2.1 合理应用抗生素

若无相应手段控制骨感染,那么骨缺损的重建无法进行[4]。在医疗条件较差时,膜诱导技术治疗感染性骨缺损必须符合以下两个条件:

(1)有细菌学培养和抗生素敏感性测试条件。

(2)能够根据药敏结果使用敏感抗生素治疗6~12周。

如果是多重耐药细菌感染,无可用抗生素或费用太高,则应放弃膜诱导技术。

2.2 反复清创

对于延误治疗的开放性骨折或慢性骨髓炎,在应用膜诱导技术前常需对软组织和骨多次清创。初次清创时，很难明确外露了数周或数月的骨组织是否有活性（图 8-1）。考虑到重建的自体取骨量有限，应避免过度清除骨质。反复清创前需行细菌培养，以确保在现有医疗条件下能控制感染。清创间期，使用负压封闭引流技术（常自制）可封闭骨折处，避免院内感染[5]。

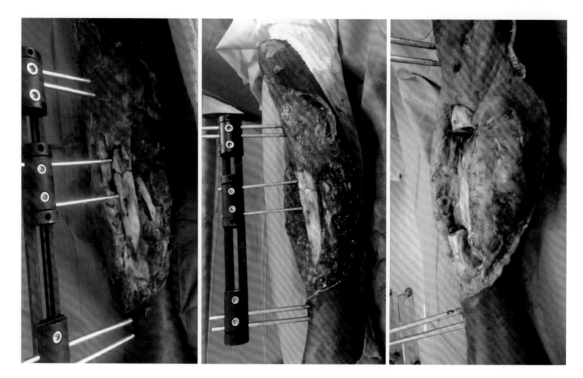

图 8-1　开放性胫骨骨折延误治疗，反复清创，遗留大段骨缺损

2.3 尽量少用外固定

虽然外固定是骨感染最佳的固定方法，但在医疗条件不足时，应慎重使用。局部护理不当、生活环境恶劣、随访不足会导致并发症增多（针道感染、外固定失效等）。

我们建议胫骨感染性骨缺损使用外固定，因为该处皮肤条件较差。其他部位（如股骨、上肢），软组织关闭问题较少，且长期外固定舒适性较差。我们更喜欢在两次手术间使用强化 spacer 行序贯法内固定（图 8-2）。该概念详见第 3 章。

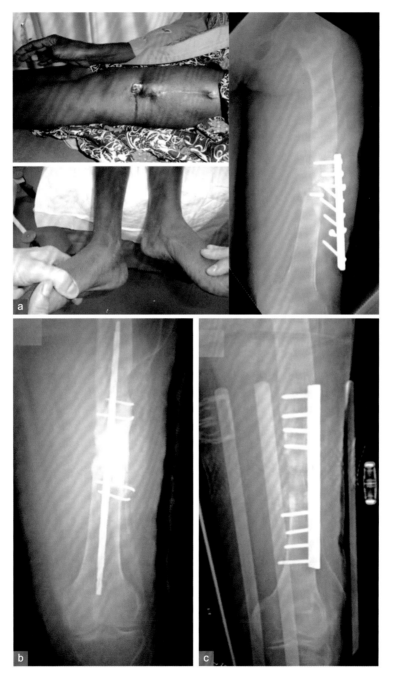

图 8-2　（a）感染性股骨骨不连短缩超过 5 cm。（b）T1 期术中使用强化 spacer，而非外固定。（c）T2 期术中更换钢板为确定性固定

3. 难点二：小腿软组织重建

胫骨骨缺损常需软组织重建。由于其内侧位置表浅，骨缺损常伴皮肤软组织缺损。医疗条件不足时，皮肤软组织重建常是膜诱导技术的最大困难，因为这意味着骨科医生必须在没有整形外科医生的情况下独自完成整个治疗[3]。此时，骨科医生必须使用"简单、可靠和可重复"的带蒂皮瓣修补软组织缺损[6, 7]。术者需在解剖室接受过最基本的皮瓣手术训练。

软组织重建在 T1 期手术时完成，需在断端固定以及 spacer 置入骨缺损后进行。大量文献描述了小腿带蒂皮瓣术的细节[8-11]。难点在于要根据软组织缺损的位置、大小和供区情况来选择皮瓣转移的方式。

3.1 有限缺损

胫骨近端 2/3 缺损，优先考虑医生易操作的肌瓣：近端 1/3 首选腓肠肌内侧头肌瓣，中间 1/3 首选比目鱼肌瓣（图 8-3）。也可应用皮神经筋膜瓣，如近端内侧的隐神经营养血管皮瓣或近端蒂的顺行腓肠神经营养血管皮瓣[9, 10]。

胫骨远端 1/3 缺损，唯一的局部皮瓣是筋膜皮瓣。应在周围皮肤状况稳定后使用，因此，不应急诊使用局部筋膜皮瓣覆盖开放性骨折，而应至少在伤后 48～72 小时使用。小腿的外、后侧软组织在创伤中很少受损，最常用外踝上皮瓣和远端蒂的腓肠神经营养血管皮瓣重建。应用袖珍多普勒定位胫后动脉远端穿支，也可用远端蒂小腿内侧隐神经营养血管皮瓣[7]。

小腿内侧狭长的软组织缺损（宽度≤3 cm），双蒂推进筋膜瓣简单可靠，适用于小腿任一部位[10]（图 8-4）。

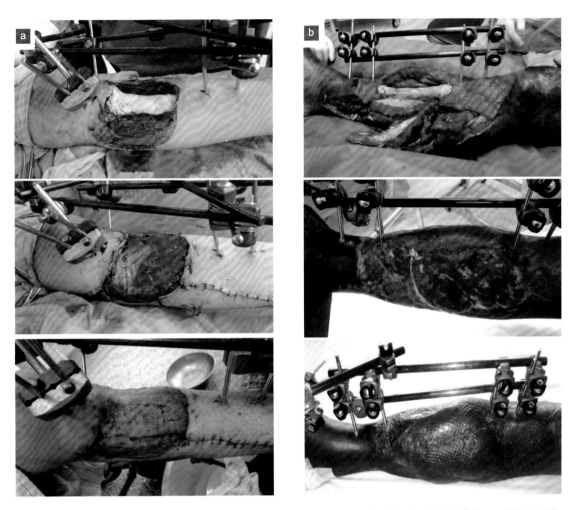

图 8-3 用肌瓣重建软组织缺损：（a）胫骨近端 1/3 处的腓肠肌内侧头肌瓣。（b）胫骨中部 1/3 处的比目鱼肌瓣（图 8-1 的患者）

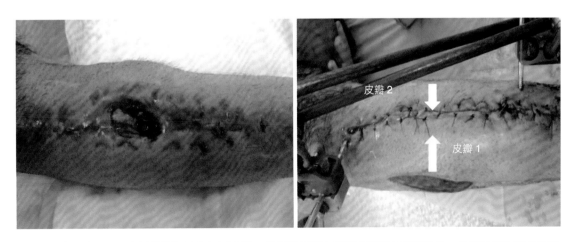

图 8-4 小腿中段 1/3 内侧处狭长的软组织缺损，采用后侧两个双蒂皮瓣双向推移缝合。供区延期关闭或植皮

3.2 广泛缺损

吻合血管的游离皮瓣是修复广泛皮肤软组织缺损的最佳方案。在医疗条件有限时，可用组合的带蒂皮瓣替代，偶尔可用交腿皮瓣。

组合带蒂皮瓣对关节周围的软组织缺损很有用。表 8-1 根据软组织缺损的位置提出了皮瓣组合方式。图 8-5 显示了带蒂皮瓣间的互补性和覆盖范围[7]。

表 8-1 胫骨广泛皮肤软组织缺损中可选的皮瓣组合[7]

部位	组合 1	组合 2
近端 1/3	GM + GL	SMPP + GL
近 1/3+ 中 1/3	SMPP + S	GM + HSM
中 1/3+ 远端 1/3	S 或 HSM+SML	S 或 HSM+SPD
远端 1/3	SML + SPD	SML + SMPD

GM= 腓肠肌内侧头肌瓣，GL= 腓肠肌外侧头肌瓣，HSM= 内侧半比目鱼肌瓣，S= 比目鱼肌瓣，SML= 外踝上皮瓣，SMPD= 远端蒂隐神经营养血管皮瓣，SMPP= 近端蒂隐神经营养血管皮瓣，SPD= 远端蒂腓肠神经营养血管皮瓣

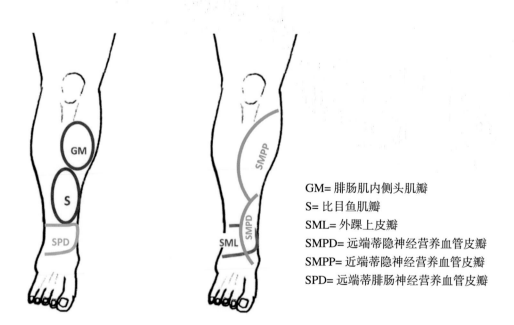

GM= 腓肠肌内侧头肌瓣
S= 比目鱼肌瓣
SML= 外踝上皮瓣
SMPD= 远端蒂隐神经营养血管皮瓣
SMPP= 近端蒂隐神经营养血管皮瓣
SPD= 远端蒂腓肠神经营养血管皮瓣

图 8-5 小腿带蒂皮瓣的覆盖区域

局部皮瓣无法使用时，可从对侧小腿上取桥式筋膜皮瓣（交腿筋膜瓣）。交腿皮瓣往往是"托底的"选择，特别适合远端 1/3 皮肤软组织缺损。皮瓣在受区寄生 3 周即可存活、断蒂。病情不稳定时，特别是感染未控制时，应慎用该皮瓣，需重新评估保肢的可行性[7]。

4. 难点三：耗材缺乏

4.1 接骨固定材料缺乏

需要再次强调：膜诱导技术和其他骨科手术一样，只能在严格的无菌条件下完成。病情不同，骨折固定方法有很大差异。无论内、外固定，前提都是必须要保持稳定。最近研究显示，骨端稳定性不足是膜诱导技术失败的第二大原因，仅次于第一大原因——感染[12]。无法使用髓内钉中心固定时，胫骨优选外固定，股骨和上肢优选钢板螺钉（见图 8-2）。

4.2 骨水泥缺乏

缺乏 PMMA 骨水泥，膜诱导技术使用受限。无条件行人工关节置换的手术室，很少备骨水泥。此时，可以使用聚丙烯（PPP）注射器替代。Mozumder 等[13]介绍了孟加拉国使用 PPP 注射器替代骨水泥进行膜诱导技术的一组患者，都取得了成功。他们认为 PMMA 骨水泥 spacer 和 PPP 注射器 spacer 在骨缺损重建效果上无差异。Murison 等[14]使用 PPP 注射器成功重建了掌骨枪弹伤后的骨缺损（图 8-6）。据此，我们进行了实验（结果尚未发表）：PPP 和 PMMA 诱导的膜的生物学特性类似，对大鼠模型骨修复无不良影响。

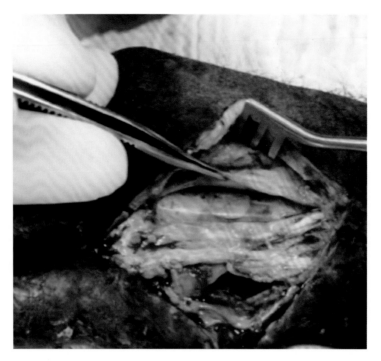

图 8-6　PPP 注射器放置在掌骨缺损中进行膜诱导

5. 难点四：骨量不足

在发展中国家常无同种异体骨和 RIA 技术，导致重建骨量严重不足[15]。医疗资源缺乏时，骨缺损范围越大，膜诱导技术应用越困难[1]。但有一些弥补措施可供选择。

此时主要从髂嵴取自体松质骨。两侧髂后上棘的取骨量可填充 10 cm 的股骨或胫骨缺损（图 8-7）。髂前上棘可提供的骨量更加有限。事实上，可取的髂骨量因人而异，而且在术前很难预测。在髂骨骨量不足的情况下，也可以从胫骨近侧干骺端、股骨髁或大转子区域获取一些额外的松质骨[16]。

髓内钉可通过中心占位减少骨缺损体积，特别是考虑到远期行走时，在机械应力的作用下，骨质重塑，髓腔中央会自发吸收。无法使用髓内钉时，可在 T2 期用圆柱形 spacer 占位中央来减少植骨量[17, 18]。其优点是在重建较大骨缺损时，可增加外固定的稳定性，减少继发畸形[18, 19]。

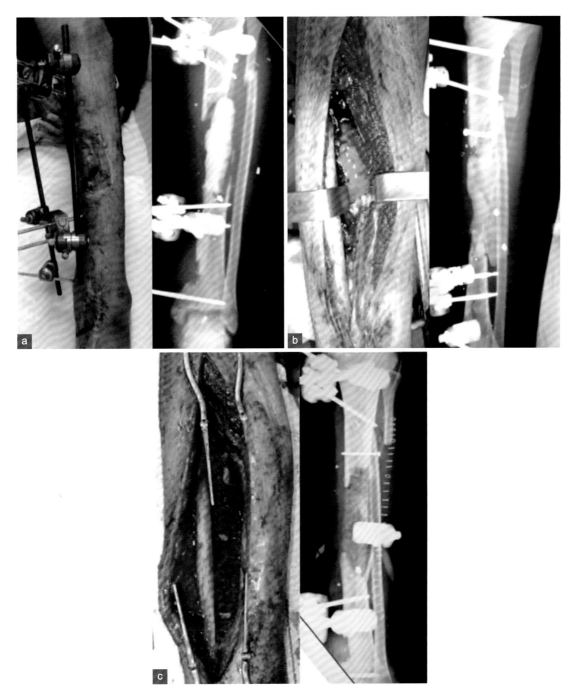

图 8-7 胫骨枪弹伤重建：（a）初始创面。（b）诱导膜内脓性分泌物积聚，只能再次清创，并将骨折的腓骨移位胫骨化，更换骨水泥 spacer。（c）取双侧髂后上棘松质骨修复 10 cm 的骨缺损

　　另一种办法是不带血管的腓骨移植（图 8-8）。可减少松质骨植骨量，还可中心支撑增加稳定性。虽然有争议，但 Fitoussi 和 Ilharreborde 认为在儿童患者中该方法有效 [20]。不带血管的腓骨移植失败是因为它在膜内无法与骨断端和其他植骨材料融合，有时发生疲劳骨折 [19, 20]。在全腓骨上多处穿孔似乎可避免这种失败。这些穿孔有助于生长因子渗入髓腔促进血管重建。必须保证腓骨固定稳定，并在其周围放置松质骨（图 8-9）[20]。

T1 期　　　　　　　　　　　　　　　　　　　T2 期

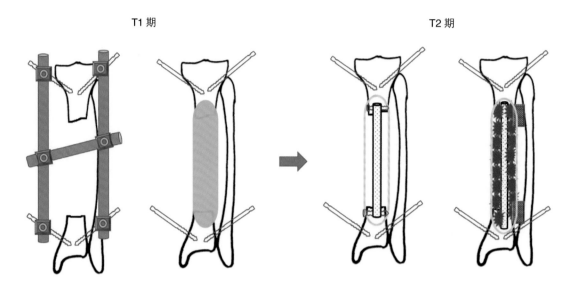

图 8-8　不带血管的腓骨移植作为中心支撑在胫骨创伤性骨缺损中的应用

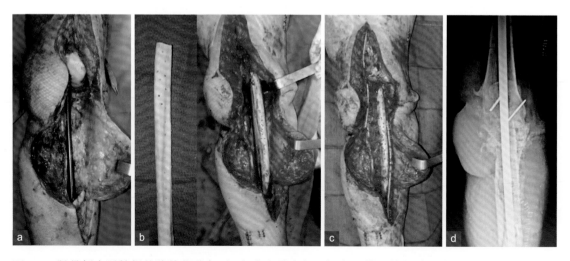

图 8-9　胫骨侧广泛缺损的膝关节融合：（a）中央髓内钉。（b）不带血管的腓骨多处打孔，螺钉固定。（c）腓骨周围填塞松质骨。（d）X 线片显示腓骨融合良好

有时可通过有限的肢体短缩减少骨缺损长度。一般认为肱骨短缩 3 ~ 4 cm 对功能无明显影响。而该方法对下肢不适用，只有在取骨量严重不足时，不得已才为之。下肢短缩最好不超过 2 cm，以免骨盆倾斜（图 8-10）。有些患者之前治疗失败，已有肢体短缩，后续治疗不可避免会加重短缩（见图 8-2）[2, 3]。因此，无法使用骨搬移技术的地区，常在短缩侧肢体加增高鞋垫。最后要强调，在腓骨连续时，短缩要慎重。腓骨截骨缩短胫骨会有严重后果，尤其是固定稳定性不足时。我们反而应该利用腓骨的连续性来帮助重建[2]。

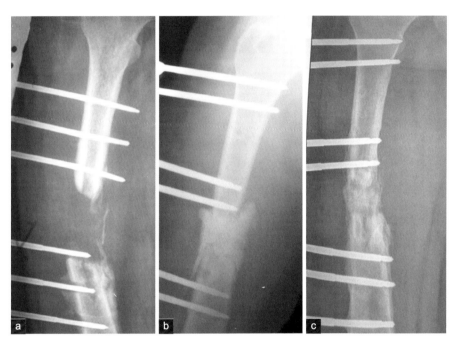

图 8-10　股骨缺损 6 cm 重建：（a）一期植骨、植骨吸收、外固定失效。（b）短缩 2 cm、更换外固定、应用膜诱导技术。（c）T2 期结束时骨愈合

人体取骨量有限，所以大段骨缺损植骨前，必须严格控制感染。最为重要的是确保软组织完全愈合以及术前 C- 反应蛋白（CRP）正常。如果切开诱导膜后怀疑有感染，应毫不犹豫地再次骨清创，切除诱导膜，重新开始 T1 期手术。**因此，在切开膜并取出 spacer 之前，切勿先行取骨**。虽然坚持这一原则，会造成术中需不断变换体位、铺单等，延长了手术时间，但功不唐捐（图 8-6）。即使术中顺利，也应在 T2 期常规取样进行细菌培养。如果术后细菌学检查为阳性，则应用敏感抗生素 12 周。

6. 难点五：随访困难

医疗资源不足的地区术后随访非常复杂，受多种因素影响：位置偏远（有时需在恶劣条件下驾车数百公里），治疗费用高（抗生素、诊疗、X 线片、转运），有时医护资源不足（特别是战时前线外科医疗队）。

情况纷繁复杂，地区医院、国家中心医院、人道主义医院和部署在冲突地区的军事医疗机构，它们之间的医疗条件差别很大。医生可因地制宜，尽量减少术后随访的困难。

在两期手术间密切随访，重点是要确保良好的创面护理、切口愈合以及正规抗生素治疗。人道主义或军事医疗机构的免费抗生素有助于完成正规治疗。如有可能，每周门诊复查。如患者来自偏远地区，医院条件允许，最好两期手术都住院治疗。若疗程短，须确保 T2 期手术在合理的间隔期内由高年资医生完成。

如前所述，只在小腿使用外固定。外固定耐受性差或局部护理不当容易导致并发症，且处置常被延误。确需外固定时，必须非常严格地随访，不要延误外固定的逐步动力化。目的是尽快拆除外固定，更换成石膏或支具固定。

由于缺乏专业康复师，医生必须教会患者自我康复。最重要的是保持关节活动度，住院患者容易做到，但门诊患者的负重康复训练很困难。负重过早或延迟都会导致并发症或骨延迟愈合。因此，人道主义援助时与当地医护合作至关重要，他们才是唯一能够长期持续随访的人。

7. 结论

医疗资源不足时使用膜诱导技术，主要的困难首先是控制感染和小腿软组织缺损重建；其次是因地制宜，稳定固定骨端。除胫骨外，尽可能避免外固定；再次，由于取骨量有限，在 T2 期手术前，必须特别注意控制感染。即使没有同种异体骨，也可通过一些技巧修复较大的骨缺损。

8. 致谢

感谢 James Charles Murison 提供病例资料。

（ L. Mathieu 著　康永强 译 ）

参考文献

[1] Mathieu L, Masquelet AC. Use of the induced membrane technique for long bone reconstruction in low-resource settings. *Med Sante Trop* 2019; 29: 127-132.

[2] Mathieu L, Mongo V, Potier L, Bertani A, Niang CD, Rigal S. Type III open tibia fractures in low-resources setting. Part 3: achievement of bone union and treatment of segmental bone defects. *Med Sante Trop* 2019; 29: 36-42.

[3] Mathieu L, Potier L, Ndiaye R, et *al*. Management of Gustilo type IIIB open tibial shaft fractures with limited resources: experience from an African trauma center. *Eur J Trauma Emerg Surg.* 2019; https: //doi. org/10.1007/ s00068-019-01223-0.

[4] Mathieu L, Mottier F, Bertani A, Danis J, Rongiéras F, Chauvin F. Management of neglected open extremity fractures in low-resource settings: Experience of the French Army Medical Service in Chad. *Orthop Traumatol Surg Res* 2014; 100: 815-820.

[5] Ollat D, Tramond B, Nuzacci F, Barbier O, Marchaland JP, Versier G. Comment réaliser un pansement sous vide sans matériel spécifique ? À propos de notre expérience sur 32 cas et revue de la littérature. *E-mem Acad Natl Chir* 2008; 7: 10-15.

[6] Knipper P. Chirurgie plastique en situation précaire : concept cinq F. *Ann Chir Plast* 2004; 49: 306-313.

[7] Mathieu L, Potier L, Niang CD, Rongiéras F, Duhamel P, Bey E. Type III open tibia fractures in low resources setting. Part 2: Soft-tissue coverage with simple, reliable and replicable pedicle flaps. *Med Sante Trop.* 2018; 28: 230-236.

[8] Oberlin C, Bastian D, Gréant P. Les lambeaux pédiculés de couverture des membres. Paris; *Expansion Scientifique Française*, 1994; p152.

[9] Masquelet AC, Gilbert A. *Atlas des lambeaux de líappareil locomoteur.* Montpellier; Sauramps médical, 2001; p292.

[10] Masquelet A.-C. Lambeaux pédiculés des membres. EMC (Elsevier Masson SAS, Paris), *Techniques chirurgicales - Orthopédie-Traumatologie*, 44-070, 2008.

[11] Le Nen D, Fabre A, Dubrana F. *Réparations tissulaires à la jambe : de líos à la peau.* Paris; Springer-Verlag France, 2012; p480.

[12] Choufani C, Demoures T, de líEscalopier N, Chapon MP, Barbier O, Mathieu L. Application of the Masquelet technique in austere environnement: experience from a French forward surgical unit deployed in Chad. Accepté sous réserve de modifications par líEuropean Journal of Trauma and Emergency Surgery.

[13] Mozumder M, Chowdhury A, Islam M. Induced membrane technique (Masquelet technique) for the treatment of bone defect using piece of disposable syringe as a spacer in developing countries. 37th SICOT Orthopaedic World Congress, 2016, abstract no: 43308. Available from: http: //www.sicot.org/sites/default/files/ images/Rome/Abstract-Book-Free-Papers.pdf.

[14] Murison JC, Pfister G, Amar S, Rigal S, Mathieu L. Metacarpal bone reconstruction by a cementless induced membrane technique. *Hand Surg Rehabil* 2019; 38: 83-86.

[15] Stafford PR, Norris BL. Reamer-irrigator-aspirator bone graft and bi Masquelet technique for segmental bone defect nonuions: a review of 25 cases. *Injury* 2010; 41: S72-77.

[16] Anract P, Vastel L et Tomeno B. Techniques et indications des greffes et transplantations osseuses et ostéocartilagineuses. *Encycl Méd Chir* (Elsevier, Paris), Techniques chirurgicales - Orthopédie - Traumatologie, 44-030-A, 1999, p14.

[17] Cho JW, Kim J, Cho WT, Kim JK, Song JH, Kim HJ, et *al*. Circumferential bone graft-ing around an absorbable gelatin sponge core reduced the amount of graftedbone in the induced membrane technique for critical-size defects of long bones. *Injury* 2017; 48: 2292-2305.

[18] Masquelet AC, Kishi T, Benko PE. Very long-term results of post-traumatic bone defect reconstruction by the induced membrane technique. *Orthop Traumatol Surg Res* 2019; 105: 159-166.

[19] Masquelet AC, Fitoussi F, Bégué T, Muller GP. Reconstruction des os longs par membrane induite et autogreffe spongieuse. *Ann Chir Plast Esthét* 2000; 45: 346-353.

[20] Fitoussi F, Ilharreborde B. Is the induced-membrane technique successful for limb reconstruction after resecting large bone tumors in children? *Clin Orthop Relat Res* 2015; 473: 2067-2075.

第9章

手术策略

本章讨论复合组织重建的治疗策略。创伤、感染、肿瘤……无论何种病因导致的缺损，要点均是确定手术策略，合理安排最佳的流程。

首先必须统一常用术语的定义，否则会引起歧义。

重建术定义为针对组织缺损的手术方法。涉及多专业。我们感兴趣的是肌肉骨骼系统的复合组织缺损，即多种组织缺损。包括三方面内容：

- 功能：人类特有的直立、行走和抓握功能。
- 解剖：肩胛带、骨盆带、脊柱和四肢。
- 组织学：皮肤筋膜、肌肉肌腱、血管神经、骨和关节。

1. 修复流程

复合组织缺损个体化差异很大，很难预估和制订统一标准，只能提纲挈领，具体情况具体分析：

（1）通过临床和影像学检查（包括血管）评估缺损范围，从浅到深确定不同组织（皮肤、肌肉、骨骼等）的缺损情况。

（2）功能评估也很重要，因为有些复杂缺损，功能影响却很小。这两种评估有助于确定治疗目标。

（3）治疗的目的很简单，即归本复原。但要经过上述评估后通盘考虑，而非零敲碎打地修复。目的是恢复有用的功能，最大程度地减少后遗症。遵循"低成本、最高效"的原则。"成本"不仅指钱，而要从全人类、全社会角度考量。制订治疗目标最难，既要考虑客观评估数据，又要考虑患者实际情况。因此，必须医患共同协商，让患者充分了解并认可所有治疗，此为"医疗决策共享"。

（4）确定治疗目标，制定重建策略。根据策略，实施步骤。举一简单例子：如有感染，需先控制，再行组织重建。

总体策略制订后，考虑具体重建方式，确定手术步骤和间隔期。

最后，详述术中的所有技术。

不能死板地执行计划，要根据病情变化适当调整。治疗目标和重建策略常受到手术技术的制约——这是运动系统复合组织缺损治疗的难点。

以下先以木船建造为例，说明复合组织缺损的重建。木船建造的流程是：

- 首先，安装龙骨和船底，相当于人的骨架。
- 然后，船壳上板，保护船舶，提供浮力（图 9-1）。
- 最后，安装索具、电机，相当于人运动功能系统。

但人体修复时，前两步需颠倒：

必须先修复外壳，然后重建骨架，最后完成运动功能重建。

为什么要颠倒？道理很简单，因为我们处理的是活的有机体，首先需要保护性外壳。

接下来阐述治疗策略的细节。

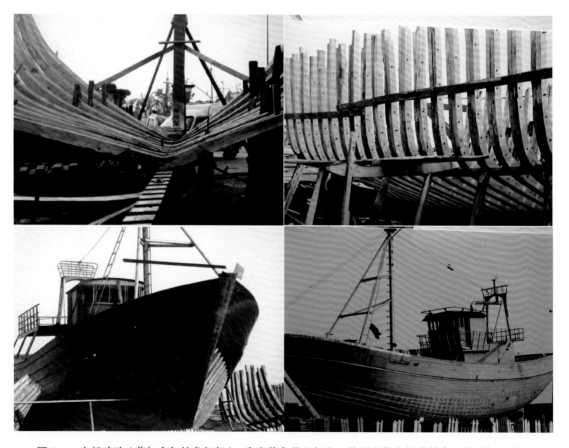

图 9-1　木船建造（莫加多尔的龙虾船）：先安装龙骨和船底。外层安装木板成外壳。最后加上动力

2. 3R 策略

该策略的总体原则基于 3R 策略：

- **修复**皮肤软组织缺损（Réparation）；
- **重建**骨关节结构（Réconstruction）；
- **复原**功能（Réanimation）。

换言之，没有坚强的骨和关节，就不能复原功能；没有满意的皮肤覆盖，就不能重建骨关节结构。

基于这三点，结合评估和治疗目标，制订个体化的策略。有些患者无须修复软组织，有些缺损不会妨碍功能。复原功能对上肢至关重要，对下肢则不这么重要……

3. 修复方案

需确定每阶段的手术方法，是一期还是序贯进行。

一期手术的概念出现于复杂手部创伤的急诊处理[1]。而序贯手术常用于小腿开放性骨折，源于损伤控制的理念[2]。整体策略由个体化的修复方案组成，分一期或序贯执行，同样用于翻修或后遗症的处理。Volkman 缺血挛缩是骨筋膜室综合征的后遗症，见图 9-2。

先仔细评估：

（1）组织病损：皮肤（覆盖、瘢痕、粘连、挛缩、植皮）；骨关节（畸形、骨不连、僵硬）；神经血管（局部运动障碍、感觉麻痹、血供不足、回流障碍……）。

（2）功能障碍：肢体残余功能和代偿等。

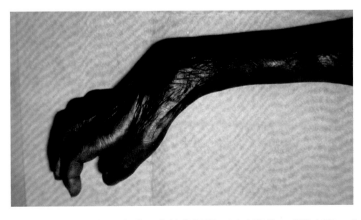

图 9-2　典型的前臂和手的 Volkman 缺血挛缩，有关节僵硬、运动障碍、感觉麻痹、虎口挛缩和皮肤营养不良等。源于前臂肌肉急性骨筋膜室综合征

综合分析，确定好治疗目标，制定治疗策略。优先考虑高质量的皮肤软组织修复，否则任何手术都会低效或失败。

技术流程：制订复合缺损的技术流程时，涉及面广，需全面把控，至少要清楚每种技术的优缺点和适应证；然后按 3R 原则由易到难、"成本"由低到高的次序列出。

4. 手术技术

4.1 修复软组织

按手术难度和适应证，递增选择：直接缝合、植皮、局部推进皮瓣、旋转推进皮瓣、带蒂皮（肌皮）瓣、游离皮瓣。无感染、无皮肤缺损时，软组织成形术、皮肤扩张和全厚植皮多用于治疗术后并发症（粘连、挛缩……）。清创后负压辅助关闭（vacuum assist closure，VAC）可减少水肿，并实现伤口无菌封闭，超过 8～10 天需更换。VAC 很适合皮瓣术前准备，有时甚至促进伤口直接愈合，但超过 3 周无新鲜肉芽即应改变治疗方案。

4.2 骨与关节重建方法

必须区别对待骨和关节。

（1）骨重建：方法很多，具体包括畸形矫正、病灶周围或中心自体骨移植（松质骨、皮质松质骨、骨块、骨粒、骨替代物）、去皮质化、骨段重建（带血管蒂的骨移植、同种异体骨段移植、骨搬移、膜诱导、膜诱导与骨搬移组合、膜诱导与皮质骨骨段移植组合）。注意应用各种材料保持局部稳定。

（2）关节重建：关节松解术、关节融合术、无假体关节成形术、关节切除成形术、人工关节置换（单动、双动）……

4.3 功能恢复方法

（1）神经松解术、神经移植术。

（2）肌腱松解术、肌腱切断术、肌腱转位术、带蒂或游离肌瓣移植术。

以上几乎涉及到骨科和创伤外科的所有手术。对于每一个有复合组织缺损的病例，修复时需考虑每一种技术的应用可能。

5. 策略、方法、技术相辅相成

一期手术并非无风险；它适合急诊，特别是复杂的手外伤，目的是——修复组织（图 9-3）。Gustilo ⅢB 型小腿开放性骨折可一期清创、器械稳定固定、植骨和修复软组织。但是，该方法除了需强大的团队配合外，清创不彻底引发术后感染的风险很高。

复合组织缺损，也可用一块复合组织瓣重建骨、皮瓣甚至神经、肌腱等全部包含在内（图 9-4）。有时修复和动力重建一起进行，如带蒂背阔肌转移修复肱二头肌撕裂。合二为一，理所当然。

除复杂手外伤外，强烈推荐序贯手术，按 3R 策略依次递进重建。

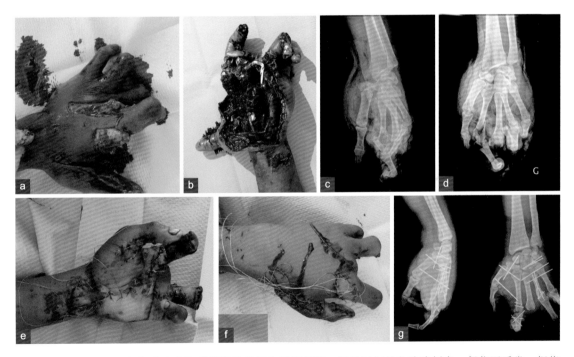

图 9-3 （a、b、c、d）炮弹造成的手部严重的复合组织损伤。经长时间的急诊清创术，保住了手掌、拇指和其他三指。（e、f）剔除中指指骨，保留大量背侧皮肤软组织，重建示指和环指间的指蹼，这就是所谓的剔骨皮瓣。（g）钢针、螺钉固定骨

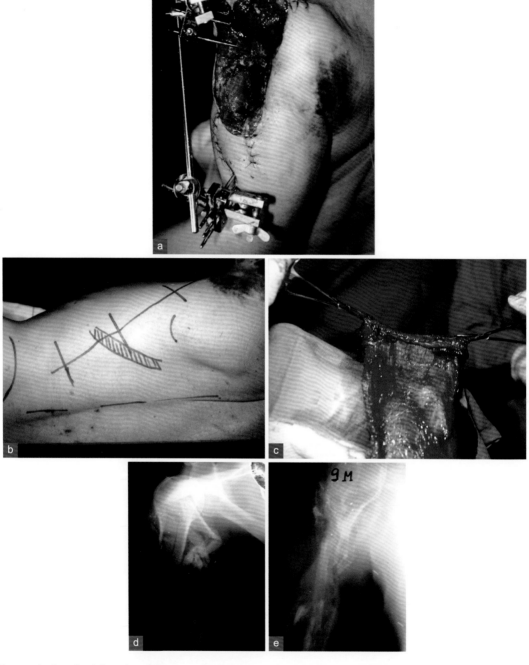

图 9-4 （a）一期手术重建。清创后，一期重建肩和上臂的复合缺损。创面外观。（b，c）切取背阔肌复合组织瓣，包含肌肉、带血管的第 10 肋骨。（d）肋骨插入肱骨缺损处，肌瓣重建软组织缺损。（e）术后 9 个月骨愈合

6. 组织缺损修复的先决条件

T0 期手术成功是复合组织缺损修复的先决条件。

T0 期即清创术，目的是预防或控制感染。有两种形式：

6.1 急诊处置复合组织缺损

主要进行损伤控制（T0 期手术）。还包括骨折固定、止血和血管损伤修复（图 9-5）。

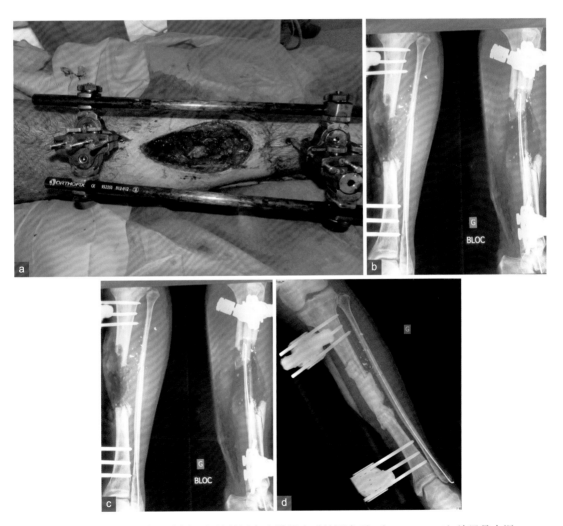

图 9-5 （a，b）小腿枪弹伤。清创、胫骨外固定和腓骨克氏针固定后。（c、d、e、f）放置骨水泥 spacer，带蒂比目鱼肌瓣修复软组织缺损。注意本例小腿仅剩胫骨前动脉通畅，故为安全起见，骨水泥 spacer 没有扩展到腓骨

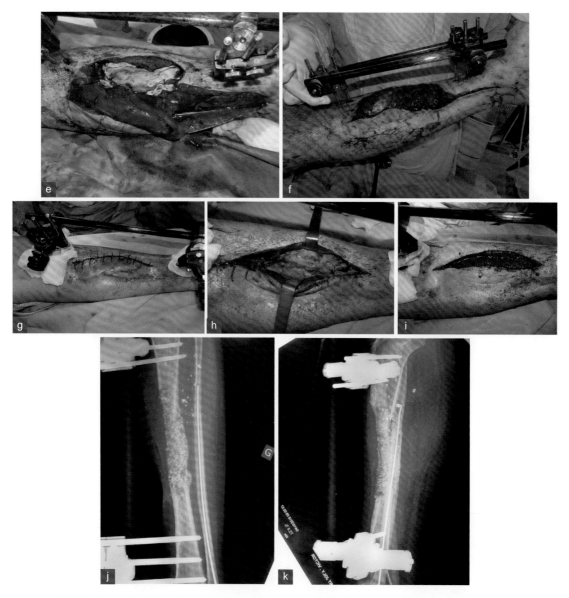

图 9-5 （续）（g）T2 期手术，采用"皮瓣边缘入路"：肌瓣上有中厚皮片移植，切口位于肌瓣的边缘。（h）切开诱导膜、去除骨水泥后，可清楚地看到珍珠光泽的膜内壁。（i）膜腔用松质骨及股骨髓腔"RIA"提取物一起填充。（j，k）术后 8 个月骨缺损近端骨折线仍然明显，说明骨愈合不佳。

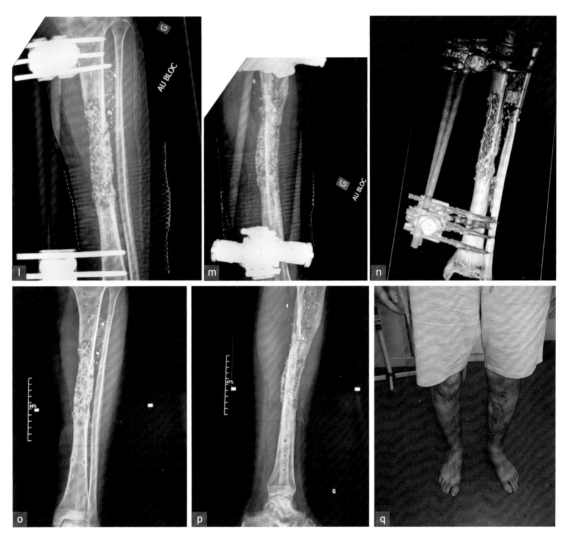

图 9-5 （续）（l，m，n）采用胫 - 腓骨间双灶植骨加强。（o，p）胫 - 腓骨间双灶植骨 6 个月后骨愈合。（q）最终外观

6.2 慢性感染性复合组织缺损

T0 期手术成功是修复手术前绝对的先决条件，特别是采用膜诱导技术修复骨缺损和皮瓣覆盖软组织缺损时尤为重要（图 9-6）。组织感染或坏死（弥漫性、浸润性、进展性）时可能需要重复 T0 期手术。即使 T1 期手术已完成，出现上述情况时依然需要重复 T0 期手术（图 9-7）。

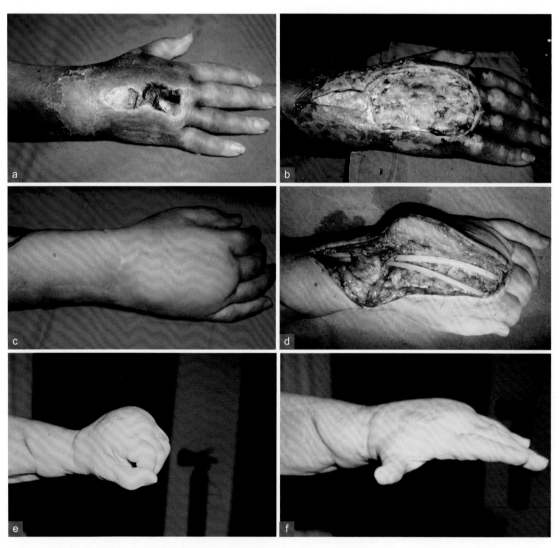

图 9-6　序贯手术策略。（a）肿瘤化疗药输液时外渗引起的手背广泛坏死。（b）反复清创、肌腱切除、掌指关节背伸受限。（c）行前臂带蒂皮瓣（"中国皮瓣"）对软组织缺损进行初次修复。（d）第二次行掌指关节松解，皮瓣下放置硅胶棒。（e，f）第三次伸肌腱移植、重建手功能，最终结果满意

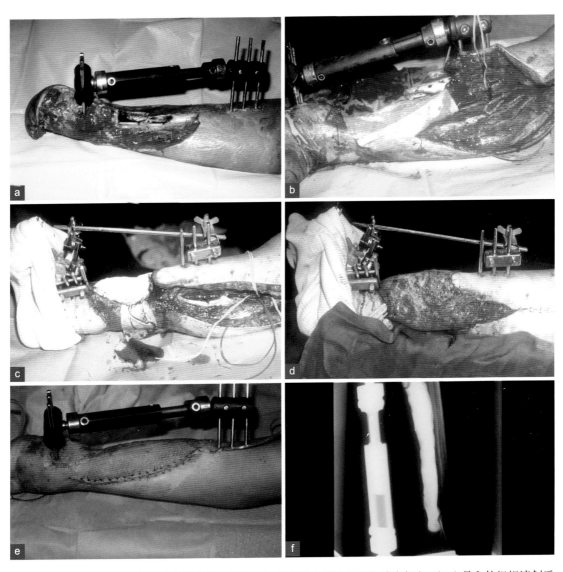

图 9-7　重复清创术作为序贯手术策略的一部分。(a) 术后 3 周小腿骨折感染复发。(b) 骨和软组织清创后胫骨缺损 6 cm。(c，d) 放置骨水泥 spacer，大背阔肌皮瓣吻合了两套血管修复软组织缺损。(e) 为控制感染复发又行三次清创。清创包括通过皮瓣边缘切口取出 spacer、切除膜、骨段扩大切除、重新放置 spacer、引流和关闭伤口。(f) 最终骨缺损 18 cm

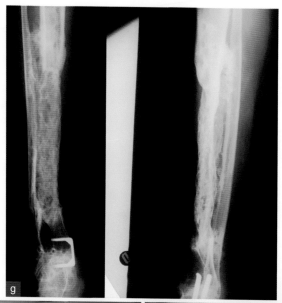

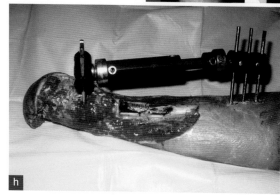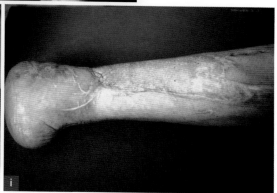

图 9-7 （续）（g）植骨 7 个月后骨愈合。（h，i）临床外观比较

7. 固定材料的选择

不同阶段不同的固定材料各有其效。材料类型主要取决于病变部位。临床上，首先需彻底清创以预防或控制感染。

7.1 复杂手外伤急诊手术

如果伤口没有大面积污染，尽可能使用一期手术策略。钢针是主要的固定材料。

7.2 前臂严重伤

清创很重要。我们会急诊使用外固定器，二期改为钢板内固定（图 9-8、图 9-9）。

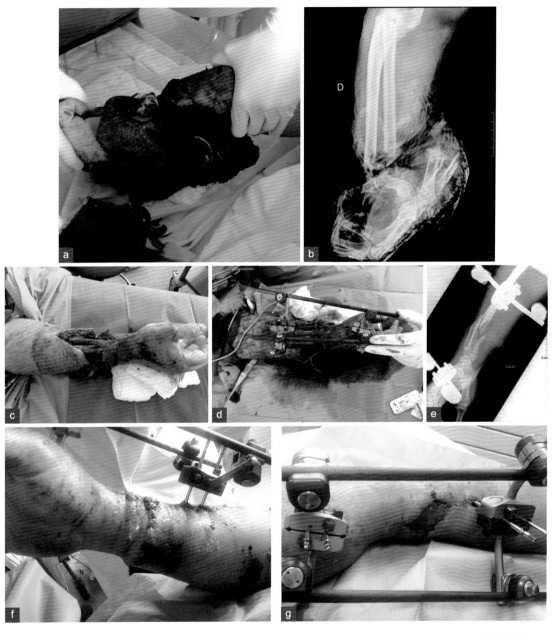

图 9-8 （a，b）混凝土搅拌机导致的前臂、手部复合组织伤。前臂开放性双骨折，远端呈 180° 旋转、缺血。伤口内夹杂衣物碎片。（c～e）初次手术、损伤控制：纠正旋转畸形、恢复手的血供、清创、修剪骨与软组织、外固定维持断端稳定。（f～i）不久后，稳定促进了开放伤的初步愈合

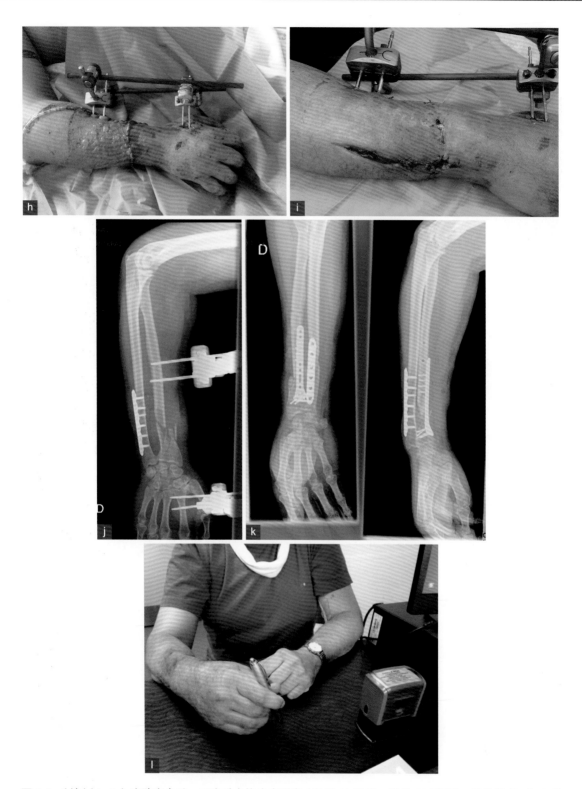

图 9-8 （续）（j，k）皮肤愈合后，二次手术换为内固定（尺骨 10 天后，桡骨 30 天后），无并发症。（1）最终结果

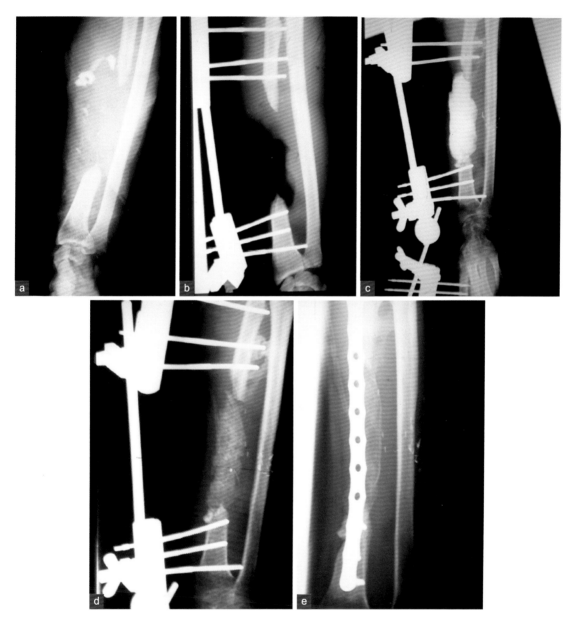

图 9-9　（a）前臂枪弹伤后桡骨缺损 1/3，桡动脉、桡侧腕伸肌腱、伸指伸拇肌腱缺损。（b）急诊行损伤控制手术：清创和固定。（c）第 8 天再次清创，填充骨水泥，并用游离前锯肌皮瓣与尺动脉吻合修复软组织缺损。（d）外固定后第 3 个月大量骨移植。（e）第 5 个月转换为内固定，加强固定

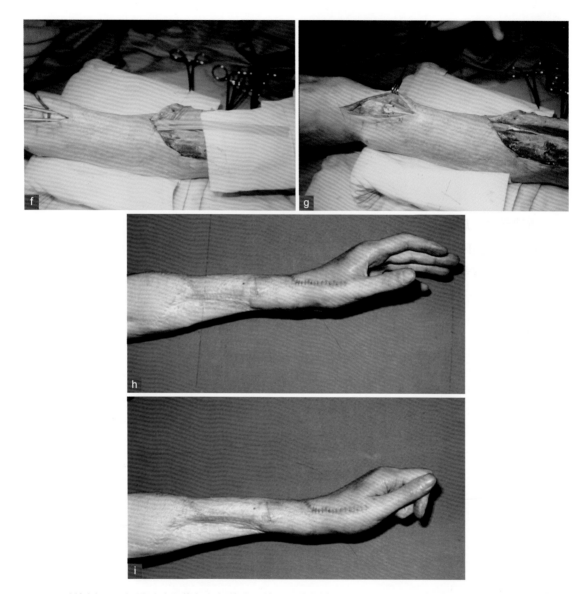

图 9-9 （续）（f，g）最后阶段修复包括伸腕、伸指功能重建。分三步进行：放置硅胶棒诱导形成膜、肌腱移植到膜内重建腕伸肌腱、尺侧腕屈肌转位修复伸指伸拇功能。（h，i）最终功能评估

7.3 上臂

与前臂相同，第一次外固定，然后在必要时转换为内固定。重建策略同股骨。

7.4 小腿

可用各种外固定：单边、环形、混合。我们倾向于全程使用外固定，必要时增强，直到骨最终愈合。外固定允许逐步精简构型、渐进负重（"适应性刚度"）。

7.5 大腿

重建最难。患者常不能耐受外固定，特别是股骨近端。大腿软组织多，清创很难彻底。伤口几乎都可关闭，仅个别病例需皮瓣修复。反之，小腿胫骨表浅，缺乏软组织覆盖，几乎所有清创、修剪都会导致骨和软组织较大的缺损。大腿清创的界限还很难判断。再有，解剖轴与机械轴不重叠，应力复杂。

综上，在膜诱导技术的框架内，我们逐步形成了重建股骨缺损的三阶段策略。

以股骨干中 1/3 感染性骨不连为例：

（1）股骨 T1 期手术（T1f）：切除骨和周围软组织，彻底清创。骨缺损区长杆髓内固定，骨水泥填充骨缺损，维持稳定和避免骨断端移位。外加坚硬的支具进一步稳定患肢。

（2）股骨 T2 期手术（T2f）：至少在 2 个月后进行，所有指标均应正常（临床表现、生物学、细菌学、影像学等）。取出骨水泥 spacer 和髓内长杆，仔细检查膜、多部位采样（骨端、膜、刺激形成的液体等）。如果膜良好，则改为确定性内固定（髓内钉或钢板），并用 PMMA 骨水泥 spacer 重新填充节段性骨缺损区，进一步增加稳定性。考虑到感染的顽固性，一旦复发，宝贵的自体植骨就浪费了，因此此阶段再次置入内固定"试水"——这一中间步骤必不可少。无感染迹象时，此阶段的坚强内固定有助于膝关节开始康复活动。

（3）股骨 T3 期手术（T3f）：如感染无复发，至少 3 个月后再行第三期手术。去除骨水泥 spacer，植骨填充骨缺损。在膜内放置一不带血管的腓骨段，嵌入股骨两断端间，为植骨提供稳定并对抗内翻应力。即使内收肌张力不大，也应如此。腓骨段增加了整体稳定性，也有助于颗粒状植骨的稳定性（图 9-10）。

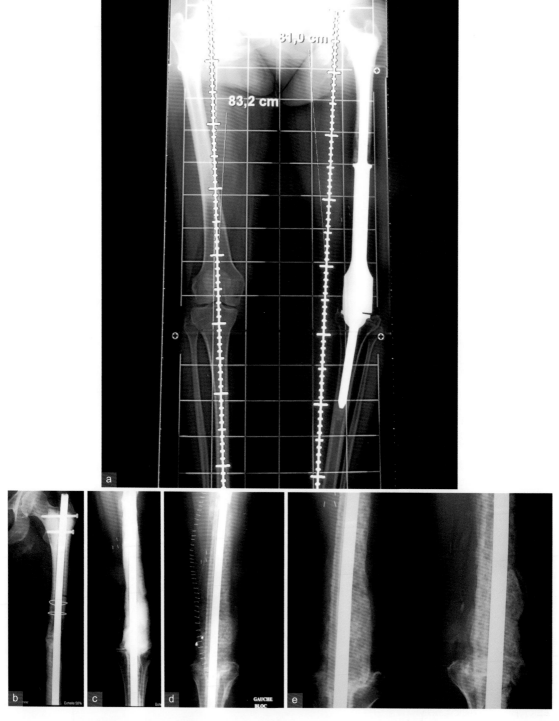

图 9-10 （a）股骨第三次手术：骨肉瘤切除后的大段假体，拟行假体取出和关节融合术。（b，c）假体取出后，用胫骨 - 股骨髓内钉固定，骨水泥 spacer 填充骨缺损。（d）第 2 个月末，去除骨水泥 spacer，海绵状自体骨移植填充膜腔；内侧加嵌腓骨段加强支撑。腓骨段用细钻头钻孔，促进再血管化。（e）6 个月后，腓骨段融合、植骨愈合，腓骨段起到了内侧支撑作用

注意：该三期策略也适用于其他长骨，如肱骨。

股骨 T1 期手术是标准膜诱导技术 T0 期和 T1 期的合并，这意味着：

（1）股骨等特殊部位，清创术是膜诱导技术的一部分。

（2）由于清创术包含在 T1 期手术（放置骨水泥）中，该策略无 T0 步骤。

8. 感染复发怎么办？

临床上，复合组织缺损多因严重创伤或严重感染清创后所致。严重创伤急诊处置得当能避免感染，特别是在损伤控制阶段。然而，感染在每个阶段都"阴魂不散"。任何手术措施都会影响机体的生物平衡。感染复发或感染发生时，我们该何去何从？

基本原则是：任何感染迹象都是手术的指征。**必须认识到，抗生素无论多么有效，都只是辅助手段。**

有下列几种情况：

（1）初始感染重而复杂，有窦道、脓肿，X 线片上的骨髓炎表现以及全身症状等。可单独行 T0 期手术，扩大切除感染、坏死软组织和死骨，器械固定。根据部位酌情靠拢皮缘，无张力下闭合。术后患者可在病床上采用负压引流片进行引流和冲洗（常为上臂、前臂和大腿）。小腿常充分敞开伤口，每天冲洗 2 次。观察数日（不到 1 周），如有感染复发或持续的蛛丝马迹就再次清创。可能不得不连续 2 ~ 3 次清创，T0 期一次、T0 期二次、T0 期三次清创等。这种情况与重大创伤急诊损伤控制术后还需多次手术非常相似。目测 T0 期手术效果满意后，也可用负压敷料。

（2）T0 期和 T1 期手术既可分开，也可合二为一。即在 T0 期就放置骨水泥 spacer（见股骨策略）。感染可能复发。注意是"感染复发"，而不是"感染持续"。既然 T1 期手术已经完成，那么我们默认感染已经得到控制。感染复发是手术翻修的指征。

那我们该怎么办？去除 spacer、去除体内所有材料、彻底切除形成的膜、切除感染的骨，必要时重新放置 spacer、更换内固定（如股骨）。用电刀切除诱导膜，控制出血，这点也很重要。

（3）T0、T1 和 T2 期手术都顺利完成，无并发症。在所有指标（临床、生物学、影像学、细菌学等）都正常的前提下，再行植骨术。T2 期植骨几天或几周后若出现感染迹象，如切口红、肿、热和炎症指标升高，那么感染可能复发了。

不要拖！要手术翻修！如前三期手术都很顺利，那可能是低度感染，有希望挽救大部分的植骨。原入路显露植骨。如脓液不多，则应返回 T0 期手术，肉眼观察膜是否有小脓肿，去除最表浅的植骨。冲洗禁用注射器，更不能用脉冲。仅限用生理盐水敷料擦洗。膜外放置负压引流。

　　总之，修复的任何阶段都可能出现感染——对术者来说无疑是最揪心的，对患者来说无疑是最绝望的。然而，医患沟通、齐心协力、小心谨慎地制订好策略，便可继续前行！坚决摒弃"掩耳盗铃"或"优柔寡断"，那会付出惨重代价！

（Alain C. Masquelet 著　吴永伟 译）

参考文献

[1] Michon J, Foucher G, Merle M. Traumatismes complexes de la main. Traitement tout en un temps avec mobilisation précoce. Chirurgie 1977; 103: 956-964.

[2] Masquelet AC. Historique et démembrement de la notion de damage control. Séance de l'Académie nationale de chirurgie du 12 décembre 2012 (Séance commune avec la SOFCOT : le trama damage control) 2013 vol 12 (1) O6O. O62 doi : 10.14607/emem.2013.1.060.

[3] Vichard P, Tropet Y, Brientini JM. Open fracture of the leg with major cutaneous lésions. Imperative character of immédiate closure and following possibilities of internal stabilization of the skeleton : a continuous series of 20 cases. Chirurgie 1989; 115(7) : 417-422.

第 10 章
失败病例的 Meta 分析

1. 引言

近 10 年来，膜诱导技术广泛普及，许多文献病例数量不同但结果相同。目前 PubMed 上已有 300 多篇相关论文。结果显示有很高的愈合率，但同时有大量的并发症，再手术率高，饱受诟病 [1-6]。因此，有必要回顾近年文献，分析膜诱导技术的愈合率和并发症，并与其他骨重建技术比较。根据分析结果，提出失败病例的分类。

2. 文献分析

近年有两项 Meta 分析：① 2016 年 Morelli 等 [1] 研究了各种手术方法对结果的影响；② 2020 年 Mi 等 [2] 比较了膜诱导技术和骨搬移技术的疗效。

2.1 总体结果

2.1.1 愈合率

Morelli 等 [1]（以下简称为"分析①"）分析了 17 项研究，总计 427 例，9% 为非创伤性骨缺损。愈合率较低（89.7%），截肢率高（4.2%）（表 10-1）。

Mi 等 [2]（以下简称为"分析②"）分析了 41 项研究，总计 677 例的 680 处缺损，均为创伤后骨缺损。结果，92.3% 的病例愈合。其中 20 例（2.9%）截肢，主要原因是持续存在无法控制的深度感染。

表 10-1　两项膜诱导技术 Meta 分析结果

	Morelli 等[1]（ n=427 ）	Mi 等[2]（ n=680 ）
创伤性骨缺损	91%	100%
平均骨缺损长度	5.5 cm	6.3 cm
两期手术平均间隔时间	44.2 天	76 天
初期愈合率	82%	88.8%
最终愈合率	89.7%	92.3%
平均愈合时间	290 天	245 天
截肢率	4.2%	2.9%

两期手术平均间隔时间有显著差异：分析①为 44 天，而分析②为 76 天。前者纳入了平均间隔时间少于 5 周的病例，后者并未纳入。然而，骨缺损长度和愈合时间两项研究无显著性差异。

2.1.2 并发症

分析①中的并发症总发生率为 49.6%，分析②为 26%。这显然是由于评价标准不同所导致的。分析①纳入了所有并发症，甚至关节强直、供区损害等。

表 10-2 列出了两项 Meta 分析中的并发症，并进行了分组。主要是骨不连和感染，两者密切相关。按理说，纳入感染性骨缺损分析（分析①）的并发症率肯定较高。总的来说，分析②比分析①中的并发症率要低，但深部感染率除外。并发症率低的原因可能是近来大量文献发表，手术技术更熟练了。

表 10-2　两项 Meta 分析中列出的并发症

	Morelli 等[1]（ n=427 ）	Mi 等[2]（ n=680 ）
浅部感染	4.9%	3%
深部感染	4.4%	8%
骨不连	18%	9%
内植物断裂	1.6%	0.9%
畸形愈合	5.8%	2.9%
再骨折	1.4%	0.9%

膜诱导技术后，分析①中部分病例需再次骨移植（9.6%）和其他手术（26.7%），后者主要为反复清创（感染复发时）和更换固定。分析②中膜诱导技术失败后，有 31.5% 的病例需再手术获得愈合。

2.2 解剖部位的差异

膜诱导技术最佳适用部位是胫骨和股骨。之后依次为尺桡骨、肱骨和手部，很少用于足部（表 10-3 ）。

表 10-3　应用膜诱导技术的解剖部位

骨缺损部位	Morelli 等 [1]（ n=427 ）	Mi 等 [2]（ n=680 ）
股骨	19.4%	22.6%
胫骨	67.2%	59.1%
足部	未纳入	2%
肱骨	5.4%	5.3%
桡骨	5.4%	4.8%
尺骨	4.2%	2.9%
手部	未纳入	3%

2.2.1 胫骨

胫骨占总病例数的 2/3，也是并发症发生率最高的部位，以感染为主（表 10-4 ）。胫骨位置浅表，应用膜诱导技术策略需周密，常需同期行软组织重建 [7]。植入骨水泥 spacer 的时机不当或并发症都会使重建区再次污染，如不再次清创，就会失败。Gustilo ⅢB 型胫骨骨折，感染风险极高，常全程使用外固定。但较大骨缺损时，即使双平面外固定，若 spacer 没有包绕腓骨（腓骨必须连续、稳定），其稳定性也不够，无法实现移植骨在骨缺损区的愈合。此时失败后补救的主要方法就是再次手术，完成胫 - 腓骨间移植 [7, 8]。由于外固定缺乏足够稳定，负重后易于出现植骨畸形愈合 [8, 9]。因此，髓内钉似乎更好，但如果前期清创和软组织覆盖不理想，感染常会复发 [3, 5, 10]。

表 10-4　不同解剖部位的并发症率（ Mi 等 [2] 的报告 ）

骨缺损部位	皮瓣失败	深部感染	内植物断裂	骨不连	畸形愈合	总计
股骨（ n=154 ）	1	6	1	2	0	10（ 6.5% ）
胫骨（ n=402 ）	0	28	3	28	7	66（ 16.4% ）
足部（ n=14 ）	0	0	0	0	0	0（ 0% ）
肱骨（ n=36 ）	0	0	0	1	0	1（ 2.7% ）
前臂（ n=53 ）	0	0	1	0	0	1（ 1.9% ）
手部（ n=21 ）	0	2	0	2	0	4（ 19% ）

2.2.2 股骨

股骨的并发症发生率明显低于胫骨。大腿软组织丰富，不必担心覆盖的问题。感染复发的原因主要是骨清创不彻底。该部位的手术失败原因与骨缺损较大、稳定性不足有关 [5, 11]。股骨的力学条件更不利于移植骨的愈合。由于力线轴与解剖轴不重叠，有内翻应力；如果固定强度不足，则会极大地影响移植骨的皮质化 [8,12]。Morwood 等 [5] 的研究表明，与钢板相比，应用髓内钉可减少再手术和骨移植的次数。

2.2.3 上肢

膜诱导技术在肱骨和前臂的失败发生率不高，因为上肢很少有软组织覆盖问题，且钢板为移植物的愈合提供了较强的稳定性 [13]。但手部并发症发生率似乎更高。如同胫骨，手部骨质较为表浅，容易出现皮肤重建失败，进而发生感染、spacer 外露 [14]。

2.3 技术细节的差异

分析①显示不同固定方式对结果的影响无差异。所有固定方式各有优、缺点和适应证。唯一的要求是在 T2 期确保固定强度，以促进诱导膜对移植骨的血管重建。

分析①显示移植物的性质不会影响结果。但分析②中加用骨形态发生蛋白（BMP）时，骨愈合率较高（91.8% vs. 97.2%）。但添加生长因子仍然存在较大争议。到目前为止，还没有临床比较研究。根据我们的经验，在诱导膜内加入 BMP 似乎不利于骨愈合 [15]。局部高浓度的 BMP 可能会与膜自身分泌的生长因子产生竞争，可能是部分移植物被吸收的原因。同样，在较大的缺损中，不建议使用人工骨替代物来增加移植物体积，因为无法确定人工骨替代物能否血管重建 [11]。

2.4 各重建技术的差异

分析②包含了与 Ilizarov 骨搬移技术（37 篇文献）的比较研究。发现两种技术在骨愈合率、深部感染率、畸形愈合或截肢率方面无显著差异。而骨搬移技术的再骨折率明显高（8.5倍）。还应指出，膜诱导技术的骨愈合时间与骨缺损大小几乎无关，这不同于骨搬移技术。

带血管骨段移植的愈合率为 74%～100%，延迟愈合率为 14%～45% [16]。感染复发也是最常见的并发症，骨不连主要发生在移植骨的远端接触面 [16]。因此，与膜诱导技术相比，带血管骨段移植技术并不能减少手术次数。而膜诱导技术取骨区的并发症和后遗症较少。

3. 失败分类

综上所述，膜诱导技术失败病例可分为两类：判断或手术策略失误导致的"可控失败"，以及与诱导膜的生物特性改变有关的"不可控失败"（图 10-1）。

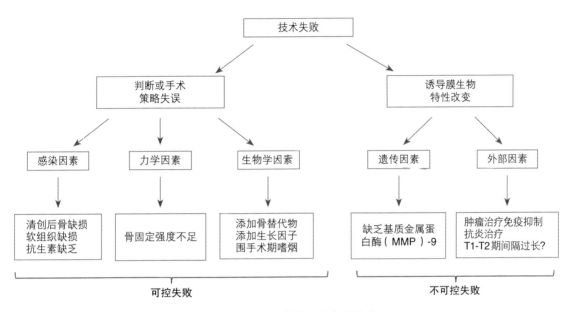

图 10-1　膜诱导技术失败病例分类

3.1 与术者相关的"可控失败"

与术者相关的"可控失败"占绝大多数。主要有：感染因素、力学因素和生物因素。

3.1.1 感染因素

感染未控制是失败的主要原因，多为骨清创不足、软组织重建失败或抗生素应用不当所致。需强调，严格来说感染病灶彻底清除这一步骤并不包含在膜诱导技术内。清创应被视为膜诱导技术的"前奏"。一些文章已强调了这一观点 [7, 17]。Zhang 等 [17] 提出了三阶段膜诱导技术，第一阶段就是一到多次清创、清除感染。只有清除或控制感染后，才用膜诱导技术。因此，感染复发导致的骨重建失败，并非膜诱导技术的失败，而是感染治疗的失败 [2, 3]。

3.1.2 力学因素

T2 期骨固定的强度不足是失败的第二原因。会导致移植物血管重建失败，出现无菌性骨不连和植入物断裂。骨不连常发生在移植骨和骨断端交界处，最常见于远端。这就是在 T1 期必须用骨水泥 spacer 包住骨断端、在 T2 期植骨时断端去皮质化的原因。必须避免使用刚性过大的锁定钢板，以免影响移植骨的皮质化进程[18]。

3.1.3 生物学因素

主要是指在无感染因素、无力学因素时，膜内移植骨血管重建失败。主要有三种情况：

（1）使用了骨替代物。尽管骨替代物具有成骨性，但诱导膜很难对其进行血管化。

（2）使用了合成的生长因子。可能与诱导膜分泌的生长因子产生竞争抑制。

（3）嗜烟。会导致重建区内血流减少[19]。吸烟已被证实是膜诱导技术失败的重要危险因素[17, 20]。

3.2 与患者相关的"不可控失败"

这是指患者体质差异引起的失败，与手术策略无关，主要由诱导膜成骨和血管重建能力差引起。移植物因而无法正常融合，甚至逐渐被吸收。可能是遗传因素或外部因素所致。

3.2.1 遗传因素

近期 Durand 等[21] 研究了膜诱导技术失败患者的细胞和分子特征。无活性的诱导膜上没有间充质干细胞，有细胞外基质的改变，基质金属蛋白酶 -9（MMP-9）（由成纤维细胞和巨噬细胞释放）的基因和蛋白质表达减少。因此，血清 MMP-9 与抑制剂 TIMP-1 水平的比值可用于失败风险的预测[21]。

3.2.2 外部因素

某些临床情况也会导致膜诱导技术的失败，与手术无关。

诱导膜是对异物免疫反应的产物，因此任何免疫抑制剂的使用都可影响其生物活性。肿瘤切除后的骨缺损病例中，辅助化疗的早期阶段，已观察到大量移植物的完全溶解、吸收[12]。同样，长期抗炎治疗会减少诱导膜形成所必需的组织刺激效能[11]。

T1-T2 期间隔过长会改变诱导膜的生物活性，导致生长因子分泌减少、干细胞消失、组织纤维化[11, 22, 23]。因此，spacer 放置和骨移植间隔期过长（常非术者本意）可能是失败的原因。但该观点尚有争议，因为确有病例在延迟数月或数年后植骨获得成功[24]。事实上，骨移植后似乎存在局部的干细胞募集：移植骨作为异物重新激活诱导膜的生物活性[18]。

4. 结论

膜诱导技术的愈合率和术后并发症发生率与其他骨重建术相似。绝大多数的失败是由于判断或手术策略失误造成的，尤其是感染控制失败。不能将这类失败归因于膜诱导技术本身。虽然膜诱导技术原理简单，但并不易于掌握，学习曲线长。况且还有少见的、患者内环境改变后膜活性降低的情况。

（ L. Mathieu, S. Rigal 著　付　强 译 ）

参考文献

[1] Morelli I, Drago L, Geroge DA, Gallazi E, Scarponi E, Romanò CL. Masquelet technique: myth or reality? A systematic review and meta-analysis. *Injury* 2016; 47 S6: S68-76.

[2] Mi M, Papakostidis C, Wu X, Giannoudis PV. Mixed results with the Masquelet technique: a fact or a myth? *Injury* 2020; 51: 132-135.

[3] Morris R, Hossain M, Evans A, Pallister I. Induced membrane technique for treating tibial defects gives mixed results. *Bone Joint J* 2017; 99B: 680-685.

[4] Giannoudis PV, Harwood PJ, Tosounidis T, Kanakaris NK. Restoration of long bone defects treated with the induced membrane technique: protocol and outcomes. *Injury* 2016; 47: S53-S61.

[5] Morwood MP, Streufert BD, Bauer A, Olinger C, Tobey D, Beebe M, et al. Intramedullary Nails Yield Superior Results Compared With Plate Fixation When Using the Masquelet Technique in the Femur and Tibia. *J Orthop Trauma* 2019; 33: 547-552.

[6] Jia C, Wang X, Yu S, Wu H, Shen J, Huang Q, Xie Z. An membrane antibiotic cement-coated locking plate as a temporary fixation for treatment of infected bone defects: a new method of stabilization. *J Orthop Surg Res* 2020; 15: 44.

[7] Mathieu L, Bilichtin E, Durand M, de líEscalopier N, Murison JC, Collombet JM, et al. Masquelet technique for open tibia fractures in a military setting. Eur *J Traum Emerg Surg* 2019; 26. Doi: 10.1007/s00068- 019-01217-y.

[8] Masquelet AC, Fitoussi F, Bégué T, Muller GP. Reconstruction des os longs par membrane induite et autogreffe spongieuse. *Ann Chir Plast Esthet* 2000; 45: 346-353.

[9] Masquelet AC, Kishi T, Benko PE. Very long-term results of post-traumatic bone defect reconstruction by the induced membrane technique. *Orthop Traumatol Surg Res* 2019; 105: 159-166.

[10] Apard T, Bigorre N, Cronier P, Duteille F, Bizot P, Massin P. Two-stage reconstruction of post-traumatic tibia bone loss

with nailing. *Orthop Traumatol Surg Res* 2010; 96: 549-553.

[11] Mathieu L, Durand M, Demoures T, Steenman C, Masquelet AC, Collombet JM. Repeated induced-membrane technique failure without infection: a series of three consecutive procedures performed for a single femur defect. *Case Rep Orthop* 2020; In press.

[12] Accadbled F, Mazeau P, Chotel F, Cottalorda J, Sales de Gauzy J, Kohler R. Induced-membrane femur reconstruction after resection of bone malignancies: three cases of massive graft resorption in children. *Orthop Traumatol Surg Res* 2013; 99: 479-483.

[13] Zappaterra T, Ghislandi X, Adam A, Huard S, Gindraux F, Gallinet D, Lepage D, et al. Reconstruction des pertes de substance osseuse du membre supérieur par la technique de la membrane induite, étude prospective à propos de neuf cas. *Chir Main* 2011; 30: 255-263.

[14] Flamans B, Pauchot J, Petite H, Blanchet N, Rochet S, Garbuio P, et al. Pertes de substance osseuse à la main et au poignet traitées en urgence par technique de la membrane induite (technique de Masquelet). *Chir Main* 2010; 29: 307-314.

[15] Masquelet AC, Bégué T. The concept of induced membrane technique for reconstruction of long bone defects. *Orthop Clin N Am* 2010; 41: 27-37.

[16] Beris AE, Lykissas MG, Korompilias AV, Vekris MD, Mitsionis GI, Malizos KN, et al. Vascularized fibula transfer for lower limb reconstruction. *Microsurgery* 2011; 31: 205-211.

[17] Zhang C, Zhu C, Yu G, Deng K, Yu L. Management of infected bone defects of the lower extremities by three stage induced membrane technique. *Med Sci Monit* 2020; 26: e919925.

[18] Masquelet AC. Induced membrane technique: pearls and pitfalls. *J Orthop Trauma.* 2017; 31: S36-8.

[19] Argintar E, Triantafillou K, Delahay J, Wiesel B. The musculoskeletal effects of perioperative smoking. *J Am Acas Orthop Surg* 2012; 20: 359-363.

[20] Siboni R, Joseph E, Blasco L, Barbe C, Bajolet O, Diallo S, Ohl X. Management of septic non-union of the tibia by the induced membrane technique. What factors could improve results? *Orthop Traumatol Surg Res* 2018; 104: 911-915.

[21] Durand M, Barbier L, Mathieu L, Poyot T, Demoures T, Souraud JB, Masquelet AC, Collombet JM. Towards understanding therapeutic failures in Masquelet surgery: first evidence that defective induced membrane properties are associated with clinical failures. *J Clin Med* 2020; 9: 450.

[22] Pelissier P, Masquelet AC, Bareille R, Mathoulin-Pelissier S, Amedee J. Induced membranes secrete growth factors including vascular and osteoconductive factors and could stimulate bone regeneration. *J Orthop Res* 2004; 22: 73-79.

[23] Gouron R, Petit L, Boudot C, Six Isabelle, Brazier M, Kamel S, Mentaverri R. Osteoclasts and their precursors are present in the induced-membrane during bone reconstruction using the Masquelet technique. *J Tissue Eng Regen Med* 2017; 11: 382-389.

[24] Assal M, Stern R. The Masquelet procedure gone awry. *Orthopedics* 2014; 37: e1045-1048.

第11章

诱导膜的生理学：已知和未知、研究现状与前景展望

21 世纪初，Masquelet 首先报道膜诱导技术，并流传世界。诱导膜生物活性的研究也同步展开——膜是成功的关键。此后，相关文献逐年增多（截至 2020 年 6 月底，PubMed 上的以"Masquelet"和"induced membrane"为关键词可搜索到 146 篇文章）。超过半数是在过去 4 年中发表的。膜的生物活性虽已熟知，但近期文献中出现了一些新的研究方向。本章总结了膜诱导技术的最新发现、知识和疑问。我们将特别关注膜诱导技术的生理机制、失败的生物学因素，旨在简化其在骨重建中的应用，提高疗效。

1. 诱导膜的形成及其生物学特性

如本书前几章所述，膜诱导技术是在骨缺损区放置骨水泥（常为 PMMA），刺激周围组织形成诱导膜。手术植入任何生物材料都会引发一种生理免疫反应——异物免疫反应。无论植入何种部位（皮下、肌肉、骨等），这种非特异性免疫反应都包括 5 个主要阶段（图 11-1 ）[1]：

（1）异物表面吸附血浆蛋白；

（2）异物周围中性粒细胞募集、急性炎症反应开始；

（3）慢性炎症反应开始：淋巴细胞和单核细胞聚集，分化为巨噬细胞；

（4）巨噬细胞活化融合成多核巨细胞，通过吞噬作用将异物逐步分解吸收；

（5）成纤维细胞聚集和激活，合成胶原细胞外基质，包裹异物（"异物包膜"）。

机体对异物的反应，一方面是吸收，另一方面是通过纤维囊与其他部分隔开。

准确来说，生物学上诱导膜是骨缺损区的 PMMA 骨水泥诱导形成的包膜。

人诱导膜平均厚度为 1.6 mm，组织学上有三区 [2]：

（1）"内层"。直接与 PMMA 骨水泥接触，厚度约为 3 ~ 4 层单核类细胞（CD68+，

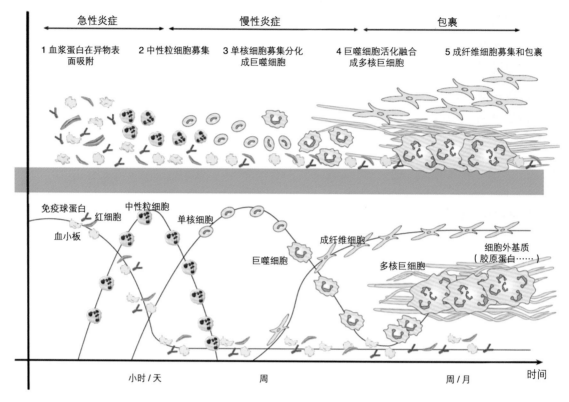

图 11-1　异物免疫反应各阶段和细胞

RANK+，CTR-)[2-4]。

（2）"中层"。由平行于 PMMA 骨水泥长轴的胶原纤维和血管组成。动物模型中，该层似乎从第 3 周形成，界限不清。

（3）"外层"。厚而深，与肌肉交界。富含成纤维细胞、肌成纤维细胞、胶原蛋白和血管，还有炎症灶和多核巨细胞。

这种结构的 Masquelet 诱导膜，组织学上是典型的异物包膜。但其所处的骨环境似乎赋予了它某些特有的生物学特性。在一项大鼠实验中，Henrich 等 [5] 将 PMMA 骨水泥颗粒植入两处：异位区（皮下组织）和原位区（股骨节段缺损处）。两处膜特性完全不同。2 周后，原位区膜含间充质基质细胞（ cellules stromales mésenchymateuses，CSM ），异位区膜则无 [2,5,6]。CSM 是一种可分化为成骨细胞、软骨细胞和脂肪细胞的多能细胞，是骨再生的基石，同时具有产生抗炎细胞因子、促进免疫调节细胞的功能 [7]。此外，膜还含有原始破骨细胞 [4]，进行骨吸收、骨重塑。Masquelet 诱导膜中既有成骨细胞又有破骨细胞，故而膜内有时可见软骨岛和矿化。虽然文献多有描述，但这种软骨岛和矿化并非所有异物膜都有 [6,8]。它们出现于诱导膜的早期，逐渐重塑和吸收。

诱导膜的另一特点是促血管生成能力，主要分泌血管内皮生长因子 -A（VEGFA）[5]。该因子主要调节血管生成，还影响骨代谢和骨生成：促进成骨细胞分化和募集破骨细胞[9]。其长期地局部释放可刺激小鼠股骨缺损的修复[10]。分泌 VEGFA 很可能是诱导膜机能和骨修复潜能的关键因素。

最近 Wang 发现，免疫细胞的一个亚群——髓源性抑制细胞（myeloid-derived suppressor cells, MDSC）有助于诱导膜促血管环境的生成[11]。MDSC 是一组异质性的髓系免疫细胞（如单核细胞和巨噬细胞），具有免疫抑制和分泌特性。慢性感染和癌症等病理环境下，这种细胞群高度扩增[12]。Wang 等认为，诱导膜含有可合成 VEGFA 的髓源性抑制细胞 CD11b+GR1+。此外，MDSC 的数量可能与诱导膜的血管密度直接相关[11]。

与其他异物膜相比，Masquelet 诱导膜最显著的特征之一是可分泌生长因子和细胞因子，有利于组织修复。生长因子包括骨形态发生蛋白 -2（BMP-2）和转化生长因子 -β1（TGF-β1）[5, 13]。Tang[14] 认为二者合成可刺激丝裂原活化蛋白激酶（MAP-K）的信号通路，激活 Runt 相关转录因子 2（RUNX-2），RUNX-2 是 CSM 向成骨细胞分化的关键转录因子。膜还分泌基质细胞源性因子 -1（SDF-1），参与软骨内成骨；还可分泌各种炎症介质，如前列腺素 E2（PGE-2）、白细胞介素 -6、白细胞介素 -8[5, 13, 15]。

总之，Masquelet 诱导膜是一种 PMMA 包膜（与其他异物膜不同），具有成骨和骨诱导作用，唯骨环境下特有。

Masquelet 诱导膜与环境间双向交互。T1 期时，其特性源于膜形成的组织、免疫和病变环境。T2 期时其为植骨和骨愈合提供了有利的微环境。

2. 治疗失败和诱导膜功能障碍

尽管 Masquelet 诱导膜促进骨愈合，但也有失败。如第 10 章所述，其平均失败率为 10.3%[16]。Meta 分析已确定了几个危险因素，如嗜烟、感染复发或固定不稳。但细胞和分子水平上的失败原因是什么呢？

Fisher 最早开始相关研究[18]。2015 年，他检测了膜诱导患者血液中胰岛素样生长因子 -1（IGF-1）的表达[17]。IGF-1 是一种骨细胞外基质的细胞因子，为破骨细胞在骨重塑过程中释放，调节骨吸收。骨愈合患者中，血清 IGF-1 水平普遍较高，T2 期手术后 4 周达到峰值。失败病例，IGF-1 水平显著降低[17]。2018 年，Haubruck 等对基质金属蛋白酶（MMP）家族开展研究[19]。MMP 是负责重塑细胞外基质的主要蛋白酶[20]，有助于血管生成及骨修复，后者包括分化成骨细胞或募集破骨细胞[21]。该德国团队前瞻性地检测了膜诱导技术患者不同阶段 MMP-2、MMP-8 和 MMP-9 的血浓度[19]。研究结束时，骨愈合者为"膜诱导技术应答者"，未愈合者则为"膜诱导技术无应答者"。两组患者间 MMP-9/MMP-2 表达的比值有显著差异："膜诱导技术应答者"在 T1 期术后 2 天和 T2 期术后 4 周，该比值明显增高。虽然该结果的可重复性有待进一步证实，但这项研究仍然很有意义：这是首篇以蛋白质表达比值评价膜诱导技术的研究，该生物标志物比值可预判手术成败。目前还没有可靠的科学方法来预测手术结果。T2 期术前，如有生物标志物可预测骨移植能否成功，则医患双赢。该研究还将嗜烟、糖尿病作为危险因素。但这些危险因素在应答者和无应答者间无显著性差异。这很重要，因为它表明 MMP-2/MMP-9 的比值是独立的危险因素。遗憾的是，该研究没涉及其他危险因素，也没涉及 PMMA 骨水泥相关的骨感染问题，后者也是一个非常重要的危险因素。

　　我们实验室也对膜诱导技术失败的原因进行了研究，以阐明其生物学机制。为此，我们在 T2 期手术时取出 PMMA 骨水泥 spacer，分析其诱导膜的组织学、细胞和分子谱，比较应答者和无应答者两组的区别 [3]。发现无应答者膜的细胞密度显著低于应答者（下降 57%），膜内层（常为 3~4 层单核类细胞，直接附着在 PMMA 上）减少或缺失。虽然两者膜的血管密度无差异，但无应答者的膜无间充质基质细胞，成骨力低。此外，无应答者膜细胞外基质的结构有显著改变，这与 Fisher 和 Haubruck 的结果一致 [17,19]。无应答者膜有异常致密的基因胶原网络，由弹性纤维和网状纤维组成。总体上无应答者的膜呈纤维化，MMP-9 基因和蛋白质表达显著下降，证实了该金属蛋白酶在失败患者中的意义。我们提出 MMP-9/TIMP-1 比值可预判膜诱导技术失败。金属蛋白酶组织抑制剂 -1（TIMP-1）是 MMP-9 的一种组织抑制剂（图 11-2）。

　　遗憾的是，至今膜诱导技术失败原因的病理生理学研究很少，该领域研究前景可期。目前可以肯定的是基质蛋白不足和细胞外基质重塑障碍是原因之一，应尽快得到大样本研究的证实。

3. 诱导膜可被"人造膜"取代吗？

　　感染病例需一段时间先形成诱导膜再植骨，这段时间正好控制感染，这是用膜诱导技术治疗骨感染的一个便利。但无感染病例，最好省去膜诱导形成时间，也就是说植骨同时用诱导膜的替代物，简化多期手术为一期手术，大有裨益。

　　使用合成膜或天然膜促进骨愈合不是新概念。早在 20 世纪 50 年代末就有相关的动物实验。1960 年，Linghorne 等在狗腓骨上模拟了节段性骨缺损 [22]。然后将自体骨放置在聚乙烯管内，包裹两侧骨端，以修复骨缺损。有意思的是，他们认为需聚乙烯管内有血液才能启动修复。可能是血液中的细胞因子和干细胞或凝血过程中产生的纤维蛋白促进了骨修复。几年后，Bassett 等改进了皮质骨缺损的修复方法，使用了一种实验室常用的 Millipore® 醋酸纤维

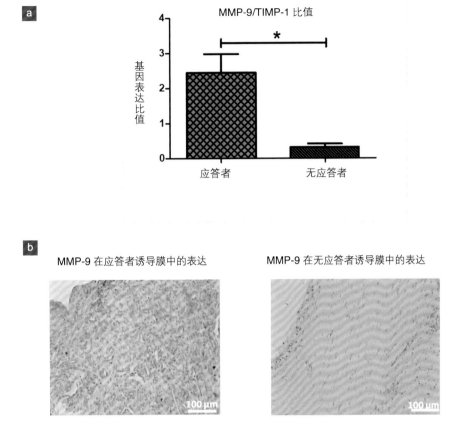

图 11-2　MMP-9 在膜诱导技术失败中的意义。（a）应答者和非应答者膜中的 MMP-9/TIMP-1 比值。（b）应答者和非应答者膜中的 MMP-9 蛋白基因表达（改编自 Durand 等 [3]）

素过滤器制成膜 [23]。早在那时，作者就认为，Millipore® 过滤器通过防止肌肉嵌入缺损，为骨愈合创造了有利环境。过滤器的孔隙有利于周围软组织中的"细胞外液"通过。

直到 20 世纪 80 年代，"人造膜"才被正式用于骨再生，称为"引导性骨再生"（guided bone regeneration, GBR）[24]，这是在口腔种植学的推动下产生的。口腔种植前常需先重建牙槽骨。第一个引导牙槽骨再生的膜由聚四氟乙烯（PTFE）制成。如今，其他合成聚合物也被用来制膜，如聚己内酯（PCL）或聚乳酸（PLA）；还有一些天然聚合物，如胶原蛋白、无细胞真皮基质、壳聚糖和藻朊酸盐 [25]。

引导性骨再生概念的最初假设是在骨缺损和周围组织间建立一个膜屏障，将快速增殖的成纤维类细胞隔离在外，利于损伤部位原本就生长缓慢的成骨细胞能顺利生长。

据此，屏障膜需满足以下条件：

（1）生物相容性。其组织反应不会因炎症反应或毒性作用而损害周围组织或患者。

（2）封闭性。膜必须能挡住非成骨细胞，防止它们进入重建区。但孔隙率需足够大，便于液体、氧分和营养物通过——这些都是移植骨存活和愈合所必需的。

（3）重建空间的形成和维持。膜必须为骨再生提供一定的空间，这取决于膜的刚度和厚度。

（4）与周围组织的附着或融合。在整个修复过程中，膜必须完整地连接于骨缺损断端，并保持自身结构完整，以便发挥保护重建区的作用。

（5）易于操作。膜必须易于术者操作，不易损坏。

GBR 膜是物理屏障，也有生物活性[25]。Tanaka 等发现，与无膜组对照，PTFE 膜在大鼠胫骨缺损处可增加促成骨细胞 cbfa-1+ 和成骨因子骨钙素的表达[26]。故合成膜可增加再生区成骨活性。大鼠股骨缺损区使用可吸收胶原膜也有类似的结果[27]。胶原膜可改善骨愈合，该功能可能与膜室中骨重塑细胞和分子的增加有关。

现有证据表明，GBR 膜对骨修复有双重功效：物理屏障、生物活性隔室。

是否可以在无感染时，用合成的或天然的能诱导骨再生的膜替代 Masquelet 诱导膜？Tarchala 首次在兔节段性骨缺损模型中尝试应用[28]。作者比较了 Masquelet 技术（Masquelet 诱导膜）和 GBR 技术（PTFE 膜）的疗效。两组结果相似。最近，Verboket 等用 GBR 技术［人无细胞真皮基质膜（Epiflex®）］结合同种异体骨移植治疗大鼠节段性骨缺损[29]。与 Masquelet 两期手术的效果进行比较，第三组是简单的同种异体骨移植。正如所料，第三组效果明显较差。这证实了组织隔室对骨再生的重要作用，而前两组膜诱导技术的疗效相当。

这两项研究表明 GBR 膜具有替代 Masquelet 诱导膜的潜力，但其成骨力并没有超过后者。还需进一步研究，确定何种 GBR 膜（合成的或天然的）疗效最佳。于此，Obert 等在羊膜上取得了非常令人鼓舞的结果，为我们提供了参考[2]。

4. 诱导膜的成骨活性可增加吗？

1943 年，德国 Heraeus 公司申请了第一种冷固化丙烯酸骨水泥的专利[30]。PMMA 最初用于修复颅骨缺损，后于 20 世纪 60 年代由英国的 Charnley 爵士推广至骨科。他用 PMMA 骨水泥固定髋关节假体。20 世纪 80 年代，法国 Masquelet 将 PMMA 临时置入骨缺损区，开辟了其在骨科的全新应用方向：骨内异物。如前所述，任何异物材料的植入都会产生复杂的免疫级联反应，异物从而被包裹。而免疫细胞，特别是巨噬细胞，可塑性很强，能根据周围理化环境（材料化学成分、亲水性、pH 值、表面微形态等）做出反应[31]。体外研究表明，多孔材料有利于 M2 巨噬细胞活性，40 μm 孔径时效果最佳[32]。巨噬细胞 M2 极化时产生了抗炎细胞因子（IL-10、IL-1Ra、TGF-β）和参与细胞外基质合成的蛋白质（包括纤维连接蛋白），积极参与了组织重塑和修复[33]。而当材料非多孔、孔径随机且不可控时促进巨噬细胞 M1 极化，特征是产生促炎性细胞因子，如干扰素 γ（IFN-γ）、肿瘤坏死因子 α（TNF-α）和白细胞介素 23（IL-23）[34, 35]。但最新的体内研究表明，置入生物材料环境中的大多数巨噬细胞实际上兼具 M1 和 M2 特征，为杂交表型[36, 37]（图 11-3）。

目前对巨噬细胞在异物免疫反应中的极化动力学知之甚少，但非常值得研究，因为这种表型平衡似乎决定了对生物材料的免疫反应强度和最终包裹程度（即诱导膜性状。译者注）[37]。

这些基础研究为"再生免疫学"打下了基础，这是组织工程学中的一门新兴学科：利用生物材料调节免疫反应，促进组织重建[38]。美国的 McBride-Gagyi 等是将再生免疫学概念应用于膜诱导技术的先驱。在小鼠模型中，他们比较了 PMMA 与钛两种诱导置入物[39]。比较了材质后，还用不同方法微处理材料表面，制成光滑面或粗糙面（有 8 μm 的沟形条纹）。最后，分 4 组研究：光滑 PMMA、粗糙 PMMA、光滑钛、粗糙钛。他们首先研究了膜的力学性能：无论材质如何，其表面形状都会影响膜的弹性[39]。即无论 PMMA 或钛，其表面纹路使诱导膜更具弹性和可变性。而体内溶质扩散试验显示：膜屏障功能似乎主要取决于材质，表面形状并不重要。因此，钛诱导的膜比 PMMA 渗透性低。他们假设不同膜的结构和渗透性会影响成骨的力学和化学环境，于是又研究了诱导膜的生物学特性。发现钛诱导的膜更厚[40]。

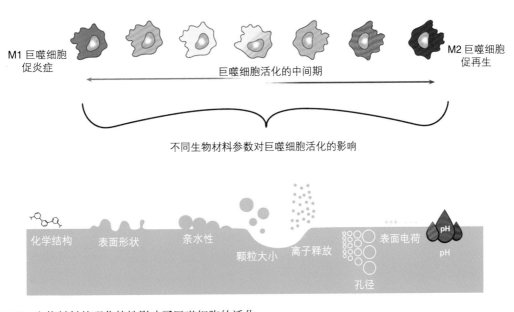

图 11-3　生物材料的理化特性影响了巨噬细胞的活化

但所有组诱导膜的组织学结构无区别，BMP-2、TGF-β 和 VEGF 的表达也一样。同时，粗糙面 PMMA 和粗糙面钛诱导的膜中白细胞介素 -6（IL-6）的表达增加了 35%[40]。尽管该结果与促炎细胞因子表达有关，但没有进一步分析各膜中巨噬细胞的 M1/M2 表型平衡。光滑面的 PMMA 组（传统膜诱导技术的骨水泥）似乎在 T2 期手术后有最佳的骨修复效果[40]。如上，IL-6 的增加与粗糙面诱导材料有关，可能不利于骨修复。最后，他们提醒术者注意置入的 PMMA 表面形状——必须尽可能光滑。他们的初步探索提供了丰富的信息，尤其是首次证明了骨重建可通过所置生物材料类型来调节。毫无疑问，再生免疫学为膜诱导技术的未来研究打开了一片天地。

总之，膜诱导技术为生物学家提供了许多研究方向。虽然临床研究能有效调查失败的生物学原因，但动物模型可实验新的策略，以简化技术或提高骨修复效率。

感谢 David Bois 先生的插图。

（M. Durand, J. M. Collombet 著　赵良瑜 译）

参考文献

[1] Anderson JM, Rodriguez A, Chang DT. Foreign body reaction to biomaterials. *Semin. Immunol.* 20, 86–100 (2008).

[2] Gindraux F et al. Similarities between induced membrane and amniotic membrane: Novelty for bone repair. *Placenta* 59, 116-123 (2017).

[3] Durand M et al. Towards Understanding Therapeutic Failures in Masquelet Surgery: First Evidence that Defective Induced Membrane Properties are Associated with Clinical Failures. *JCM* 9, 450 (2020).

[4] Gouron R, Deroussen F, Plancq MC, Collet LM. Bone defect reconstruction in children using the induced membrane technique: A series of 14 cases. *Orthopaedics & Traumatology: Surgery & Research* 99, 837-843 (2013).

[5] Henrich D et al. Establishment and characterization of the Masquelet induced membrane technique in a rat femur critical-sized defect model. *J Tissue Eng Regen Med* 10, E382-E396 (2016).

[6] Gruber HE et al. Osteogenic, stem cell and molecular characterisation of the human induced membrane from extremity bone defects. *Bone Joint Res* 5, 106-115 (2016).

[7] Bahney CS et al. Cellular biology of fracture healing. *J. Orthop. Res.* 37, 35-50 (2019).

[8] Aho OM et al. The Mechanism of Action of Induced Membranes in Bone Repair. *The Journal of Bone and Joint Surgery* 95, 597-604 (2013).

[9] Hu K,Olsen BR. The roles of vascular endothelial growth factor in bone repair and regeneration. *Bone* 91, 30-38 (2016).

[10] Street J et al. Vascular endothelial growth factor stimulates bone repair by promoting angiogenesis and bone turnover. *PNAS* 99, 9656-9661 (2002).

[11] Wang W et al. Advances in the Masquelet technique: Myeloid-derived suppressor cells promote angiogenesis in PMMA-induced membranes. *Acta Biomaterialia* 108, 223-236 (2020).

[12] Gabrilovich DI, Nagaraj S. Myeloid-derived suppressor cells as regulators of the immune system. *Nat Rev Immunol* 9, 162-174 (2009).

[13] Christou C, Oliver RA, Yu Y, Walsh WR. The Masquelet technique for membrane induction and the healing of ovine critical sized segmental defects. *PLoS ONE* 9, e114122 (2014).

[14] Tang Q et al. Masqueletís induced membrane promotes the osteogenic differentiation of bone marrow mesenchymal stem cells by activating the Smad and MAPK pathways. *Am J Transl Res* 10, 1211-1219 (2018).

[15] Wang X, Wei F, Luo F, Huang K, Xie Z. Induction of granulation tissue for the secretion of growth factors and the promotion of bone defect repair. *J Orthop Surg Res* 10, 147 (2015).

[16] Morelli I et *al*. Masquelet technique: myth or reality? A systematic review and meta-analysis. *Injury* 47 Suppl 6, S68-S76 (2016).

[17] Fischer C et al. Quantification of TGF-ß1, PDGF and IGF-1 cytokine expression after fracture treatment vs. non-union therapy via masquelet. *Injury* 47, (2015).

[18] Crane JL, Cao X. Function of matrix IGF-1 in coupling bone resorption and formation. *J Mol Med* 92, 107-115 (2014).

[19] Haubruck P et al. Evaluation of matrix metalloproteases as early biomarkers for bone regeneration during the applied Masquelet therapy for non-unions. *Injury* 49, 1732-1738 (2018).

[20] Kessenbrock K, Wang CY, Werb Z. Matrix metalloproteinases in stem cell regulation and cancer. *Matrix Biology* 44-46, 184-190 (2015).

[21] Liang HPH, Xu J, Xue M, Jackson C. Matrix metalloproteinases in bone development and pathology: current knowledge and potential clinical utility. *MNM* Volume 3, 93-102 (2016).

[22] Linghorne WJ. The sequence of events in osteogenesis as studied in polyethylene tubes. *Annals of the New York Academy of Sciences* 85, 445–460 (2006).

[23] Rüedi TP, Bassett CA. Repair and remodeling in Millipore- isolated defects in cortical bone. *Acta Anat* (Basel) 68, 509-531 (1967).

[24] Dahlin C, Linde A, Gottlow J, Nyman S. Healing of bone defects by guided tissue regeneration. *Plast. Reconstr. Surg.* 81, 672-676 (1988).

[25] Omar O, Elgali I, Dahlin C, Thomsen P. Barrier membranes: More than the barrier effect? *J Clin Periodontol* 46, 103-123 (2019).

[26] Tanaka S, Matsuzaka K, Sato D, Inoue T. Characteristics of Newly Formed Bone During Guided Bone Regeneration: Analysis of cbfa-1, Osteocalcin, and VEGF Expression. *Journal of Oral Implantology* 33, 321-326 (2007).

[27] Turri A et al. Guided bone regeneration is promoted by the molecular events in the membrane compartment. *Biomaterials* 84, 167-183 (2016).

[28] Tarchala M, Engel V, Barralet J, Harvey E. J. A pilot study: Alternative biomaterials in critical sized bone defect treatment. *Injury* 49, 523-531 (2018).

[29] Verboket RD et al. From two stages to one: acceleration of the induced membrane (Masquelet) technique using human acellular dermis for the treatment of non-infectious large bone defects. *Eur J Trauma Emerg Surg* 46, 317-327 (2020).

[30] Chappuis J, El Banna S. Le rôle du ciment en orthopédie The role of bone cement in *orthopaedic surgery Revue Médicale* de Bruxelles, volume 29, 546-51, 2008.

[31] Rayahin JE, Gemeinhart RA. Activation of Macrophages in Response to Biomaterials. in *Macrophages* (ed. Kloc, M.) vol. 62 317-351 (Springer International Publishing, 2017).

[32] Bryers JD, Giachelli CM, Ratner BD. Engineering biomaterials to integrate and heal: The biocompatibility paradigm shifts. *Biotechnol. Bioeng.* 109, 1898-1911 (2012).

[33] Arango Duque G, Descoteaux A. Macrophage Cytokines: Involvement in Immunity and Infectious Diseases. *Front Immunol* 5, (2014).

[34] Mosser DM. The many faces of macrophage activation. *J. Leukoc. Biol.* 73, 209-212 (2003).

[35] Wagner VE, Bryers JD. Poly(ethylene glycol)-polyacrylate copolymers modified to control adherent monocyte-macrophage physiology: Interactions with attaching Staphylococcus epidermidis or Pseudomonas aeruginosa bacteria. *J. Biomed. Mater. Res.* 69A, 79-90 (2004).

[36] Spiller KL et al. Sequential delivery of immunomodulatory cytokines to facilitate the M1-to-M2 transition of

macrophages and enhance vascularization of bone scaffolds. *Biomaterials* 37, 194-207 (2015).

[37] Yu T et al. Temporal and spatial distribution of macrophage phenotype markers in the foreign body response to glutaraldehyde-crosslinked gelatin hydrogels. *J Biomater Sci Polym* Ed 27, 721-742 (2016).

[38] Veiseh O et al. Size- and shape-dependent foreign body immune response to materials implanted in rodents and non-human primates. *Nat Mater* 14, 643-651 (2015).

[39] Gaio N et al. Masquelet technique: The effect of altering implant material and topography on membrane matrix composition, mechanical and barrier properties in a rat defect model. *Journal of Biomechanics* 72, 53-62 (2018).

[40] Toth Z et *al*. Masquelet Technique: Effects of Spacer Material and Micro-topography on Factor Expression and Bone Regeneration. *Ann Biomed Eng* 47, 174-189 (2019).

终 章

总结全书，有 10 个要点。

1. 膜诱导技术是一种骨重建和骨愈合的技术。

2. 实施的先决条件是感染已消除且软组织覆盖良好。

3. 需分两期实施，即 T1 期手术和 T2 期手术。感染的内外科治疗为 T0 期，该期并不属于膜诱导技术。因此，感染复发造成的失败非膜诱导技术失败。

4. T1 期的特征是放置骨水泥 spacer，并包裹住骨端，有助于骨端稳定。骨水泥作为异物具有诱导周围组织成膜的作用。因此，膜诱导技术是典型的生物外科技术。

5. T2 期是指清除骨水泥 spacer，然后用从髂嵴和（或）通过 RIA 技术从股骨髓腔内壁取下的自体松质骨填充膜腔。填充时应尽可能保持膜的完整，以提供最佳的封闭；预防填充不足时，移植物在重力下下沉。

6. 诱导膜的生物学特性尚不完全清楚。它可保护、滋养并参与松质骨的皮质化。只要是在骨环境中，膜就有成骨能力。添加异种或同种异体松质骨不超过 1/3 似乎不影响骨愈合。不建议添加生长因子。

7. 表面光滑的 PMMA 骨水泥 spacer 是诱导成膜的最佳材料。

8. T1 期和 T2 期手术间隔从几周到几个月不等，且不影响骨愈合。

9. 骨水泥中添加抗生素似乎也不影响骨愈合。

10. 技术原因导致的失败可通过规范的操作预防。但失败也可能是膜的生物功能障碍引起——这是目前基础研究的方向。近年来，蛋白质比值作为一种生物标志参数，其预判骨愈合成败的临床价值正逐渐被重视。目前研究方向有二：① 开发"诱导骨再生膜"。无感染时，仅需一次手术。② 改变膜诱导材料的理化性质，增强膜的成骨活性。

（Alain C. Masquelet 著　石　健译）